传丹道医家之秘方

解生灵病痛于倒悬

「丹道医家张觉人先生医著」

丹药本草

张觉人 著
张居能 整理

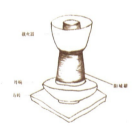

学苑出版社

图书在版编目(CIP)数据

丹药本草/张觉人编订．—北京：学苑出版社，2009.5（2022.8重印）
ISBN 978-7-5077-3368-6

Ⅰ．丹…　Ⅱ．张…　Ⅲ．本草　Ⅳ．R281

中国版本图书馆 CIP 数据核字(2009)第 080163 号

责任编辑：付国英
出版发行：学苑出版社
社　　址：北京市丰台区南方庄2号院1号楼
邮政编码：100079
网　　址：www.book001.com
电子信箱：xueyuanpress@163.com
电　　话：010-67603091(总编室)、010-67601101(销售部)
印　刷　厂：廊坊市都印印刷有限公司
开本尺寸：890×1240　1/32
印　　张：8.75
字　　数：205千字
版　　次：2009年5月第1版
印　　次：2022年8月第6次印刷
定　　价：46.00元

出 版 前 言

《丹药本草》《海内孤本灵药秘方》是我国著名的丹道医家张觉人先生整理编订的两部丹药学专著，也是先生尚未定稿之遗作。张觉人（1890～1981），字梦禅，自号觉因老人。少年迭遭不幸，却勤勉好学。自13岁先后师从伯父张义泰、道人倪静庵及廖复阳等学习中医内外诸科及丹道之学。张觉人先生一生光明磊落，道德高尚，以丹医济世，活人无算，治学谨严，矢志国术，潜心著述。

自古丹道医家，师传徒受，各有隐藏，世人甚至历代诸多医家都不能窥其全貌。然先生愿意将平生所学所创无私地贡献出来，曾言"我要像蚕一样，把最后一根丝吐出来献给人民"。张觉人先生历数十余年，广为拜师学艺，搜求诸方，搜集各种抄本，并将所得应用于自己的临床实践，不断辑有所成。

张觉人先生在完成《中国炼丹术与丹药》书稿写作后，即着手编撰《丹药本草》。由于先生倾注大量心血的《中国炼丹术与丹药》一书久久不能出版，使先生心中挂念不已，无法静心编撰，直至去世也未能定稿。

《海内孤本灵药秘方》原书由杭州裘庆元刊于三三

医书中。乙亥年春（1935）先生在上海购得此书，极为赞赏，称其为"有清以来，第一本丹药专书"。并时时翻阅，加评注于上。1972年先生退休在家，又曾整理书录一次，意欲刊行，亦未果。

《丹药本草》《海内孤本灵药秘方》是专门记载炼丹药物的专著。两书中融入了张觉人先生一生的临证经验与体会。现由先生之子张居能先生整理出版。供同道参考。

由于我们水平所限，疏漏之处，在所难免，欢迎广大读者批评指正。

学苑出版社医药编辑室
2009年3月

目 录

丹药本草

丹药本草钩元 …………………………………… （2）

元素类药物
  水银 ………………………………………… （4）
  铅 …………………………………………… （7）
  金 …………………………………………… （9）
  银 …………………………………………… （11）
  铜 …………………………………………… （13）
  铁 …………………………………………… （14）
  锡 …………………………………………… （17）

氧化物类药物
  砒石 ………………………………………… （19）
  铅丹 ………………………………………… （22）
  无名异 ……………………………………… （24）
  伏龙肝 ……………………………………… （26）
  代赭石 ……………………………………… （28）
  磁石 ………………………………………… （30）
  石灰 ………………………………………… （32）
  白石英 ……………………………………… （35）
  紫石英 ……………………………………… （37）
  密陀僧 ……………………………………… （38）
  禹余粮 ……………………………………… （41）

i

硫化物类药物
　　自然铜 …………………………………………（43）
　　丹砂 ……………………………………………（44）
　　灵砂 ……………………………………………（48）
　　铜矿石 …………………………………………（51）
　　雄黄 ……………………………………………（51）
　　雌黄 ……………………………………………（55）
　　礜石 ……………………………………………（59）

氯化类药物
　　戎盐 ……………………………………………（61）
　　卤碱 ……………………………………………（62）
　　轻粉 ……………………………………………（63）
　　粉霜 ……………………………………………（65）
　　硇砂 ……………………………………………（66）
　　绿盐 ……………………………………………（69）

硫酸盐类药物
　　胆矾 ……………………………………………（71）
　　石膏 ……………………………………………（74）
　　朴硝 ……………………………………………（79）
　　绿矾 ……………………………………………（81）
　　黄矾 ……………………………………………（85）
　　寒水石 …………………………………………（86）
　　白矾 ……………………………………………（89）
　　玄精石 …………………………………………（92）

碳酸盐类药物
　　石钟乳 …………………………………………（94）
　　炉甘石 …………………………………………（97）
　　石青 ……………………………………………（102）

空青 ·················· （104）
　　石绿 ·················· （106）
　　铅粉 ·················· （108）
　　花蕊石 ················ （113）
　　方解石 ················ （115）
　　石燕 ·················· （116）
　　冬灰 ·················· （118）
硅酸盐类药物 ············ （120）
　　玉石 ·················· （120）
　　阳起石 ················ （122）
　　不灰木 ················ （125）
　　滑石 ·················· （126）
　　白垩 ·················· （129）
　　云母 ·················· （131）
　　浮石 ·················· （135）
非金属类药物 ············ （138）
　　石硫黄 ················ （138）
其他化合物类药物 ········ （144）
　　硼砂 ·················· （144）
　　火硝 ·················· （145）
　　铁华粉 ················ （149）
　　铅霜 ·················· （150）
　　铜青 ·················· （152）

各家丹药处方用途一览表 ······ （155）
本书引用文献 ················ （221）
丹药本草药物分类及符号表 ···· （223）

海内孤本灵药秘方

方序 ··· (230)
原序 ··· (231)
海内孤本灵药秘方卷之上 ··· (233)
  灵药总论 ··· (233)
  灵药十例 ··· (234)
  五炁朝元丹 ··· (236)
  九转灵砂丹 ··· (236)
  秘传九方 ··· (237)
    第一方　阳七贤散 ··· (237)
    第二方　阴六贤散 ··· (238)
    　　　　回生散 ··· (239)
    第三方　飞龙夺命丹 ··· (240)
    第四方　无名 ··· (242)
    第五方　无名 ··· (243)
    第六方　无名 ··· (243)
    第七方　白雪丹 ··· (243)
    第八方　药纸 ··· (244)
    第九方　白粉霜 ··· (244)
  三花聚顶丹 ··· (245)
  生肌散 ··· (245)
  真元会合丹 ··· (245)
  仙灵白雪饼 ··· (246)
  天月闲来丹 ··· (246)
  回生丹 ··· (246)
  发背疔疮双蛾对口方 ··· (247)

百毒疮阳物烂下可保重生方 …………………… (247)

梅花点舌丹 …………………………………… (247)

十宝丹 ………………………………………… (248)

太宝灭巢丹 …………………………………… (248)

打灵砒法 ……………………………………… (249)

柱下遗佩丹 …………………………………… (251)

海内孤本灵药秘方卷之下 ………………… (252)

神仙一剪梅 …………………………………… (252)

阳丹法 ………………………………………… (252)

阴丹法 ………………………………………… (252)

加药方 ………………………………………… (253)

实宝丹 ………………………………………… (253)

灵药方 ………………………………………… (254)

万宝丹 ………………………………………… (256)

郁金至宝起危拔死灵丹 ……………………… (257)

煎药方 ………………………………………… (257)

九转灵丹 ……………………………………… (257)

制汞法 ………………………………………… (258)

制砂法 ………………………………………… (258)

制雄黄法 ……………………………………… (258)

制硫黄法 ……………………………………… (258)

小九转灵丹 …………………………………… (259)

钓疬丹 ………………………………………… (260)

钓疬退管生肌丹 ……………………………… (261)

痔瘘退管生肌丹 ……………………………… (261)

又方 …………………………………………… (261)

末药方 ………………………………………… (261)

荔奴丹 ………………………………………… (262)

v

一点消神方 …………………………………………（262）

七仙丹 ……………………………………………（263）

生肌散 ……………………………………………（263）

红粉霜丹 …………………………………………（263）

痔瘘大灵药 ………………………………………（264）

润肠散 ……………………………………………（264）

三山拱岳丹 ………………………………………（264）

退管丸 ……………………………………………（265）

鸿濛交盼丹 ………………………………………（265）

橘井流芳丹 ………………………………………（265）

二转杏林丹 ………………………………………（266）

黄灵药 ……………………………………………（266）

万应灵丹 …………………………………………（267）

云和化育丹 ………………………………………（267）

五灵散 ……………………………………………（268）

千金百雪丹 ………………………………………（268）

灵饼子 ……………………………………………（268）

炼金顶砒生 ………………………………………（269）

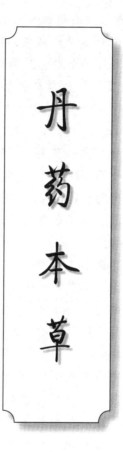

丹药本草

丹药本草钩元

《丹药本草》是专门记载炼丹药物的读物，在中国古代文献中载有崔昉《外丹本草》名称，可惜书早亡失，无从知道它的内容，但顾名思义知道它是偏重外丹方面的本草。本书原稿有十万言之多，外丹医药并重，亦名《丹药本草》。于此去粗取精，仿照《本草述钩元》体例摘出实际需要例子，又称之为《丹药本草钩元》。内容计分：元素、氧化物、硫化物、氯化物、硫酸盐、碳酸盐、硅酸盐、砷化物、非金属类物、其他化合物等10个项目，包括无机药60种，把能够炼制丹药的无机药物尽量收入；每一药物又分异名、来源、性味、成分、功能、主治等6个小节。以便系统阅读。本书内容实为丹药本草钩元。

本草主要目标是讲每味药物的一般治病功能，故得涉及它的化学作用，丹药本草中收罗的是对于炼丹术有密切关系的无机药物，其他的与炼丹术的药物概不栏入。两晋南北朝时神仙服食之风盛行及炼丹术的兴起，并广泛地扩展到医药中去。(《神农本草经》的365种药物，矿物药占46种）至明朝李时珍《本草纲目》的1892味药物中，矿物药和丹药就发展到220种之多，成为祖国药物学中的重要组成部分。由于历史条件的限制，中国早期的炼丹术士的化学知识，无可讳言是极端幼稚的，故把纯粹物质与混和物质未区分开，所以他们所用药物的名称都非常混乱。例如"白虎"本来指的是"石膏"，但有的书上却又把它称做了"石灰"。这种混乱情形，使后来的本草读者遭遇到了极端困难，为了使读者易于了解起见，特把可以考证出来比较正确的名称和近代化学

丹药本草钩元

公式加以对照写成这份材料，使后来的丹药爱好者，能得到一些有关炼丹药物认识。

炼丹术中所用药物从化学观点上来看，可说是没有纯粹的元素和纯粹的化合物，一般多是不纯净的，就这些药物中的主要成分来看，是包括有金属元素、氧化物、硫化物、氯化物、硫酸盐、碳酸盐、硅酸盐、有机物及动植物等等成分的。今特把比较重要的部分药物，简略介绍出来提供参考，但肯定说还有很多不够正确处，此书只可说是不够成熟的初步尝试。

张觉人于 1965 年

丹药本草

元素类药物

水 银

别名：汞，灵液，姹女，元女，神水。

来源：为金属元素的一种，是由汞矿中提炼出来的，因其状如水，其色似银，故名水银。

性味：味辛，气寒，有毒，长期内服和外用均易引起汞中毒。

功能：镇坠、除热、利尿、杀虫。

主治：痰涎、呕逆、惊热、尿闭、疥癣、湿痒、梅毒、恶疮等病。

著名方剂

二气散：治小儿吐泻：不拘冷热惊吐反胃及一切吐利，久治不愈者皆效。方用水银6克半，硫黄15克，共研至不见水银星珠，每服一字至1.5克，生姜水调下其吐立止。（钱氏秘方）

阴阳二胜散：治久患反胃及小儿惊吐，诸吐皆效，方用水银0.3克，硫黄15克，共研至不见水银星珠为度，此时其药色如黑煤，每服9克，生姜120克取汁，酒一盏同姜汁煎热，调药空心服之，服后睡卧，并以被厚盖，当自脚趾汗出，迤逦通身，汗出即愈。尝有人病反胃，食辄吐出，午后即发，经三年不愈，国医如孙兆辈，皆治疗百端无验，消羸殆尽，枯黑骨立，有守库卒季吉者见之曰，此易治也，一服药可愈，始都不信之，一日试令合药，予少钱市药，仆次日携药至，止一服，如法服之，汗出皆如胶，腥秽不可近，当日便不发，

元素类药物

吐遂瘥。楚人田医善治小儿诸吐亦用此药，男儿长少，服一钱至一字，冷水调下，吐立定。此药极浮难调，须先滴少水，缓缓研磨，稍稍增汤，使令调和，若顿入汤酒，则浮泛不可服。（苏沈良方）

笔者爱人谢苹，于民国20年夏因怀孕患呕吐症，不能饮食，食入即吐，予以此方一服即瘥。

丁丹崖狗宝丸则是此方中加入狗宝一味，狗宝是狗胃中结石，有人曾用以治疗胃癌见效，大致是有毁癌作用，凡噎膈之属于癌瘤性者不妨一试。路是人去走出来的，如果有效则治癌药中又多一武器矣。

文献探索

《别录》说："水银生符陵平土，出于丹砂。"

苏恭说："水银出于朱砂，皆因热气，未闻朱砂腹中自出之者。火烧飞取，人皆解法。南人蒸取之，得水银虽少，而朱砂不损，但色少变黑尔。"

寇宗奭说："水银得铅则凝，得硫则结，并枣肉研则散，别法煅为腻粉，粉霜，唾研之死虿，铜得之则明，灌尸中则后腐，以金银铜铁置其上则浮，得紫河车则伏，得川椒则收。"

这些文献把水银的来源和性能描述得非常具体，是我们古人从几千年来掌握水银知识的丰硕成果。

《神农本草经》："治疥瘘痂疡白秃、杀皮肤中虫，堕胎、除热、杀金银铜铁锡毒。"

《本草拾遗》："利水道、去热毒。""水银入耳，能食人脑至尽，入肉令百节挛缩，倒阴绝阳，人患疮疥，多以水银涂之，性滑重，宜谨之。头疮切不可用，恐入经络，必缓筋骨，百药不治也。"

《本草衍义》："治小儿惊热涎潮。"

《本草纲目》："镇坠痰逆、反胃呕吐。""水银乃至阴之

丹药本草

精,禀沉著之性,得凡火煅炼,则飞腾灵变,得人气熏蒸,则入骨钻筋,绝阴蚀脑,阴毒之物,无似之者,大明言其无毒,本经言其久服神仙,甄权言其还元丹母,抱朴子以为长生之药。六朝以下贪生者服食,致成废笃,而丧厥躯,不知若干人矣。方士固不足道,本草其可妄言哉?水银但不可服食尔,而其治病之功不可掩也。同黑铅结砂,则镇坠痰涎,同硫黄结砂,则拯救危病,此乃应变之兵,在用者能得其肯綮,而执其枢机焉。"

按:水银一物,古时称"澒"。《淮南子》载有"澒"字,且注明"澒即水银"。《广雅》谓:"水银谓之澒,而丹灶家则谓之汞。"《说文解字》曰:"澒,丹砂所化为水银也。"据《史论》载:秦始皇陵"以水银为百川,江河大海,机相灌输"。又《史记》吴太伯世家,宋裴骃集解引越绝书曰:"阖庐冢在吴县门外……池广六十步,水深一丈五尺,桐棺三重,澒池六尺"。吴王阖庐死于鲁定公十四年,即公元前496年。这是澒的最早记载。由此可见,在秦汉以前就有了水银是无可置疑的事实。

水银能溶化金银及镀金的作用,亦早为古人所深悉,如陶弘景说:"能消化金银使成泥。"汉·魏伯阳《周易参同契》全体同类章说:"金以砂为主,禀和于水银。"都说明了水银能溶化金银和提取黄金。

旧时制镜也用水银,其法是先将玻璃一面整理清洁,复以同样大小的锡箔,然后将铺锡玻片置于一木质盆中,于锡面上倾以水银,用刷徐徐抹擦,待水银扩布平均后,再徐徐提起木盆,使剩余水银从一侧流下,放置数日,其水银即与锡化合的锡汞膏即凝在玻面上而成了镜。

自秦汉以来,水银是方士及炼丹家的骨干原料,在医药中也占有重要位置,有关内容,在道藏书笈和本草书中均有记载,兹不重出。此外,水银性重坠,易滑走,单独不能研细,因而临床上无论内服或外用,都极少单用,多制成水银混合物或化合物使用。且本品有毒,无论内服外用,中病即止,不宜久服。

铅

别名:青铅,黑锡,金公,水中金。

来源:铅为重金属元素的一种,天然单独产出者极少,大都是由方铅矿、硫酸铅矿等化合物产出。

性味:味甘,性寒,有小毒。

成分:为金属元素铅。

功能:安神,镇静,镇逆平喘,坠痰,解毒,乌须黑发。

主治:治痰痫癫狂,反胃呕逆,气喘痰嗽,瘿瘤,痈肿疮毒等症。

著名方剂

铅回散:铅回散是"铅灰散"之讹称,治杨梅疮毒发于咽喉,糜烂疼痛,汤水难入者,用铅250克,于铜勺内化开倾入水内,将铅取起再化再倾,如此百遍,铅尽为度,候半日待水澄清,倾去上面清水,用钵底沉下铅灰,倾于三重纸上,下用灰收干水气,取起晒干,与硫黄等分,研细罐收,每服3克温酒调服,至重者不过三次即效。徐灵胎谓此方至稳而有新意。(外科正宗)

燻杨梅毒疮法:黑铅3克,水银3克,先如法结成砂子,黄丹3克,乳香1.5克,没药1.5克,为末,以纸卷作捻,染油点灯,日照疮三次,七日见效。(民间秘方)

方广《心法附余》燻梅毒方:黑铅6克,水银6克、结成砂子,银硃6克,白花蛇3克,共研末作纸捻七条,头日

丹药本草

用一条，至后日用一条，香油点灯于炉中放被内燻之，勿透风，头上有疮者则连头盖之。

又一方是用黑铅、白锡各2.4克，水银3.6克，共结成砂，黄丹12克，朱砂18，共为末，分作十二根纸捻，以香油浸灯盏内点于小桶中，以被围病人坐之，以鼻细之吸烟，三日后口出恶物为效。

瘰疬结核方：铅90克，铁器炒起黑灰，醋和涂上，故帛贴之，频换去恶汁，如此半月不痛自破，内消为水而愈。（传信方）

文献探索

《土宿本草》说："铅乃五金之祖，故有五狴犴，追魂使者之称，言其能伏五金而死八石也。雌黄乃金之苗而中有铅气，是黄金之祖矣，与锡同气是青金之祖矣，朱砂伏于铅而死于硫，硫恋于铅而伏于砒，铁恋于磁而死于铅，雄恋于铅死于玉，故知金公变化最多，一变而成胡粉，再变而成黄丹，三变而成密陀僧，四变而为铅白霜。"铅的四种变化其功能皆与铅同，都是铅的化合物，和铅的功用相同，表示仍然有毒，也就是说铅虽有化合作用可是铅的毒性仍未改变，这是值得玩味的。

雷敩说："令铅住火须待修天（补天石），如要形坚岂忘紫贝（紫背天葵）"，这是说铅经过补天石和紫背天葵处理后遂转为坚硬。

李时珍说："铅禀北方癸水之气，阴极之精，其体重实，其性濡滑，其色黑，内通于肾，故局方黑锡丹，宣明补真丹皆用之。得汞交感，即能治一切阴阳混淆，上盛下虚，气升不降，发为呕吐眩晕，噎膈反胃，危笃之疾。所谓镇坠之剂，有反正之功。但性带阴毒，不可多服，恐伤人心胃耳。……铅变化为胡粉、黄丹、密陀僧、铅白霜，其功皆与铅同。但胡粉入气分，密陀僧镇坠下行，铅白霜专治上焦胸膈，此为异耳。方土又铸为梳,梳须发令光黑,或用药煮之,尤佳。"

按:我国古人对铅及其化合物的制备和应用,具有相当长的历史。张华《博物志》中记载了"烧铅锡作胡粉"。《神农本草经》也收载了粉锡和铅丹,并谓其有杀虫,治惊痫之效。随着炼丹术的发展,铅化合物的制备品种也随之增加,同时在临床上的应用,对其性质的了解也就更为深入。李氏对这几种铅化合物的认识也很清楚。

据现代医药文献记载,铅的化合物能与蛋白质及其他组织成分化合,形成难溶性的蛋白化合物,其适当量对局部的皮肤黏膜的表面组织呈收敛作用。若多量则会发生腐蚀作用。故在适量下,对肠炎下利、溃疡糜烂的创面效果甚佳。

"方土又铸为梳,梳须发令光黑。"这可能是取铅的黑滑作用。《普济方》中就有"乌须铅梳"的记载。

在炼丹术中,铅与汞是两种重要的骨干原料,常常铅与汞同用,甚至有的丹药,离开了铅就炼不出丹来。

铅和锡在外观上很相似,而且某些物理性质也接近,如颜色灰白,断面有金属光泽,质地柔软,具有延展性。区别是铅比锡重,熔点较高一点。如不细致观察,则易于混淆。古代常把铅叫锡。

金

别名:庚,庚辛,黄牙,太真。
来源:属金属元素。由金矿石炼制而成。
性味:辛,平,有毒。
功能:镇惊痫,安魂魄、坚骨髓,利五脏。
主治:小儿惊伤五脏,风痫,失志,镇心,安魂,骨蒸痨热作渴。

丹药本草

著名方剂

烂弦风眼：金环烧红，掠上下睑内，日数次，甚妙。（集简方）

牙齿风痛：火烧金钗，针之立止。（集简方）

以上两方，都是取的高温消毒作用，故而有效。

水银入肉令人筋挛，以金物熨之，水银当出蚀金，候金白色，频用，取效。（北齐·徐玉方）

按：此方颇合科学道理，因水银热即挥发，与金化合而成为白色合金，因此可以提出入肉水银，这一方法虽在北齐使用，而知道它的性情的当然还在北齐以前。

入紫雪丹，治内外烦热，口舌生疮，狂呼叫走，瘴疫毒痢卒死，温疟，五尸五疰，蛊毒卒黄，小儿惊痫百病，红雪治疗略同。

金箔镇心丸治小儿风壅痰热，惊痫谵妄，心神不宁等证。（方略）

在丹药炼制中也经常用到黄金，有黄金的丹药可减少刺激。

文献探索

段成式《酉阳杂俎》说："山上有薤下必金"，是利用植物来做采矿标志的方法，这种采矿方法比世界任何国家为早，但是否真的如此，尚须进一步实践证明，金的性质随地理上的分布常有所不同，故我国古人早就有"东南金色深，西南金色淡"的认金体会，这种对于金的地化研究法值得推广。

独孤滔说："天生牙谓之黄牙，梵书谓之苏伐罗。"所谓黄牙即指成树枝状的自然金，这是金的常见形态。

《大明本草》说："无毒。"寇宗奭说："必须烹炼煅屑为箔方可为药，金箔亦同生金，有毒能杀人，且难解，有中其毒者唯鹧鸪肉可解之，若不经煅炼即不可用。"是否鹧鸪肉能解金毒，尚待实践证明，李时珍说："晋贾后饮金屑酒而死，

元素类药物

则生金有毒可知矣。"实则金本无毒，通常所谓坠金而死者是因金的比重过大，坠压肠中不能再动，或使肠穿孔，或使失掉作用所致，又有吞金箔死者，乃是金箔闭塞气道窒息以死，并非中毒而死。

《本草纲目》："疗惊痫风热肝胆之病，而古方罕用，唯服食家言之。……"

葛洪《抱朴子》说："饵黄金不亚于金液，用豕负革肪苦酒炼之百遍即柔，或以樗皮治之，或以牡荆酒，磁石消之为水，或以雄黄、雌黄合饵，皆能地仙。"又说："丹砂化为圣金，服之升仙。"其说盖自秦皇、汉武时方士流传而来，岂知血肉之躯，水谷为赖，何能堪此金石重坠之物？久在肠胃乎，求生而丧生，可谓愚也。故《太清经》云："金禀中宫阴已之气，性本刚，服之伤损肌肉。"从这段文字中已可看出黄金制药的可能性。唯用作长生不老的丹药则属妄诞之谈。

按：古人在以金入药时，只用金屑、金箔。寇宗奭说："不曰金而更加屑字者，是已经磨屑可用之义。"使用时，多先以黄金或金器煮水，再用水煮药，借气生药力。或以金箔为衣，多作贵重药外衣，或在镇惊药中作点缀，都不是主药。据现代医药研究，金在人体中排泄很慢，再综合前人的认识，愚意仍列其为有毒为妥。

银

别名：白金，镠，鋈。

来源：属金属元素，系从银矿属或硫化金属中冶炼而成。有光辉白色，坚硬介于金铜之间，置空气中不变化，如置于含有硫化水素气中则逐渐渐变黑而成为硫化银，入硝酸即溶解，富引伸、延展两性，可打为箔，可抽为丝，硬度2.5，比

丹药本草

重10.4，其中含有铜、铁、金等物质。

性味：辛、寒、无毒。

功能：镇心神，定惊悸，祛风热，治癫痫，明目、安胎。

主治：惊痫，癫疾狂走、夜卧不安，谵语邪气，小儿诸热，丹毒等证。

著名方剂

胎动欲坠，痛不可思：银150克，苎麻根60克，清酒一盏，水一大盏，煎一盏温服。（妇人良方）

孕妇胎动如折：银30克，水三升，煮二升服之。（子母秘要）

风牙疼痛：纹银30克，烧红淬烧酒一盏，热漱饮之立止。（集简方）

口鼻疳蚀穿唇透颊者：银屑30克，水三升，铜器煎一升，日服三四次。（圣济总录）

文献探索

李珣说："越南志载波斯国有天生药银，用于试药指环，又烧硃粉瓮下，多年沉积有银，号杯铅银，光软甚好，与波斯银相似。只是难得，今日烧炼家每一斤生铅，只得一二铢"。

《山海经》说："东北乐平群棠少山出银甚多，黔中生银，体硬不堪入药。"

寇宗奭云："银出于矿须炼乃成，故名熟银，其生银即不自矿中出，而特然生者，又谓之老翁须，其入用不同，世之术士以朱砂而成，以焦铜而成，以铅汞而成者，既无造化之气，岂可入药，不可不别。"

李时珍曰："按方匀《泊宅编》说，黄银出蜀中，色与金无异，但上石则色白。熊太古《冀越集》说，黄银绝少，道家言鬼神畏之。六贴载：唐太宗赐房玄龄带云：世传黄银，鬼神畏之。春秋《运斗枢》载：人君秉金德而生，则黄银见，世人以输石为黄银非也，输石即药成黄铜也。"

元素类药物

银 屑

银屑是一种银汞化合物。葛洪《肘后方》治疮肿的五石汤中用之。寇宗奭说："本草言银屑有毒,生银无毒,释者略漏不言,盖生银已发于外,无蕴郁之气,故无毒,矿银蕴于石中,郁结之气全未敷畅,故有毒也。"

《抱朴子》说："银化水服,可成地仙者。"这是方士谬言也,不足信。

李时珍说："古法用水银煎消,制银箔成泥入药,所以银屑有毒,银本无毒,其毒则诸物之毒也。"

银化合物中有"银膏"一物,苏颂说是用白银和锡及水银合成之,凝硬如银,合炼有法。李时珍则谓"今方士家有银脆恐即此物"。

按：银脆乃《外科十三方》中九丸配方中的骨干药料之一,照此说来外科十三方确是在李时珍之前的年代中就已经开始流行了,苏颂说"亦补牙齿缺落",可见在宋朝时就有将银膏作为牙充填剂矣。

赵学敏说："凡银入罐,必多用硝及硼砂,黄砂以去铅铜杂脚,则为十足成色之文银,罐底所余之黑色渣滓,名铕,有毒,不可食,食则能坠入肠,有误食者,急用黄泥水服二茶盏可解,或每日用饴糖四两作小丸,不时以芝麻油吞下俱可泻其毒,须服至百日外无患,或用乌梅汤灌之亦解,或用带皮绿柿连吃数十枚,冬日吃柿饼,慈菇亦可解。"

铜

别名：赤铜,红铜,赤金。

屑（打铜落下,或以火煅水淬落下者）名：铜落,铜末,铜花,铜粉,铜砂。

丹药本草

来源：为金属元素之一。
性味：苦，平，无毒。
功能：接骨、焊齿、明目。
主治：骨折，风眼，狐臭及女人血气心痛等症。

著名方剂

狐臭：用清水洗净，又用清醋浆洗净微拭破，取铜屑和醋热揩之，甚验。（崔氏方）

贼风反折：熬铜屑使极热，投酒中服五合，日三或以五斤烧赤，纳二斗酒中百遍，如上法服之。（李时珍）

文献探索

陈藏器说："赤铜屑主伤寒，能焊人骨及六畜有损者，细研酒服，直入骨损处，六畜死后，取骨视之，犹有焊痕可验，打熟铜不堪用。"

唐慎微引《朝野佥载》云："定州崔务坠马折足，医者取铜末和酒服遂瘥，及亡后十年改葬，视其胫骨折处犹有铜束之也。"

按：以铜入药，医书所罕见，临床多用铜的化合物。以上两医案，是铜末，或是铜化合物之末，还当深研。《纲目》赤铜屑条下说，铜末同五倍子能染须，不妨一试。

铁

别名：黑金、乌金、土锭铁。
来源：系金属元素。

铁入药，种类较多，约计如下：
1. 生铁：乃由矿中物初炼出来，用以铸造器具者。
2. 熟铁：乃由生铁再三销炼，锤炼而成者。
3. 钢铁：又名跳铁，乃生熟相杂合用，以作刀剑。《梦

元素类药物

溪笔谈》说:"此乃铁之精纯,其色明莹,磨之黯然青且黑,与常铁异,亦有炼尽无钢者,地产不同也。"因产地不同而性质不同,这些差别,远在北宋时就已经知道了。

4. 铁落:又名铁液、铁屑、铁蛾。李时珍说:"生铁打铸,皆有花出,如兰如蛾,故俗谓之铁蛾。"换句话说,也就是铁赤时外层氧化而打落的铁皮层。

5. 铁精:乃铁灶中飞出如尘,色紫而青的一种铁屑。

6. 铁砂:乃制针厂锉下来的细铁屑。

7. 铁浆:乃诸铁浸于水中,日久则铁上生出黄膏一层,可以染色者。大致是氢氧化铁的水溶液。

8. 铁粉:乃铸铁打碎成粉,用水飞出的一种细粉。

9. 铁华粉:又名铁胤粉、铁艳粉、铁霜。乃将铁表面打磨光净,洒以盐水,使其表面生衣成粉,也可悬于酱瓿上生霜者(酱中主要成分是发酵的蛋白质和盐)。这种粉是铁和盐化合产生的氯化低铁,其作用比铁粉强得多,因为氯化铁是溶于水的。也可以用醋代盐,不过生成者是醋酸铁。

10. 铁线粉:乃铁熔锅中浮泛起来,形如枯矾色白的一种细腻粉末。

11. 铁锈:又名铁衣,乃铁经氧化后,表面生起的一种赤衣。

12. 铁燕:又称刀烟、刀油。是将竹放在刀斧刃上烧之,俟有机质的水分凝聚在铁器上所生成的一种东西。鲜竹燃烧时流液极多。此物杀虫力极强,医家多加入杀虫剂,杀虫立效。

成分:系单体金属元素铁 Fe,铁落含四氧化三铁(Fe_3O_4),铁粉约含纯铁98%,其他常混微量的碳及硫。

功能:强壮,补血,安神,镇静,降逆。

主治:贫血、萎黄、惊痫、发狂、心悸、怔忡、耳聋及

丹药本草

疮癣虫伤等症。

著名方剂

1. 癫狂：用铁落15克，石决明18克，白芍9克，茯神9克，竹茹9克，川贝6克，朱砂0.9克，水煎服。（验方）

2. 热甚耳聋：烧铁投酒中饮之，仍以磁石塞耳，日二，夜去之。（验方）

3. 小儿丹毒：烧铁淬水中，饮一合。（陈氏本草）

4. 产后血晕：铁秤锤烧红淬入醋中，令产妇嗅其气即苏。（民间验方）

5. 打扑瘀血在骨节及胁处不去者，以生铁一斤，酒三升煮一升服。（肘后方）

6. 熊、虎、鹿伤：生铁煮令有味洗之。（验方）

7. 脱肛历年不入者：生铁二斤，水一斗，煮汁五升洗之，日再。（集验方）

8. 贫血：铁粉3克，当归9克，共研为末，枣肉为丸，如梧子大，每服5～10粒，白术煎汤送服。（验方）

9. 狐臭：以铁团烧赤投盐醋中，青布裹熨腋下，并除汗气。（别灵方）

10. 《云笈七签》卷七十八中"三品颐神保命神丹"是以胤丹为丹头，化裁变演为四十五方，且用到多方面去，每方皆以"胤丹"为主药，然后再按病情需要，配伍有关药味灵活运用，颇有推广价值，欲知其详可覆按原书。

11. 断产：铁浆及煅家磨铁汁澄清饮之。（别灵方）

12. 气噎反胃：以铜铁合半夏汤饮之。（别灵方）

文献探索

苏颂说："铁今江南，西蜀有炉冶处皆有之。初炼去矿，用以铸泻器物者，为生铁。现三销拍，可以作镶者，为镤铁，亦谓之熟铁。以生柔相杂和，用以作刀剑锋刃者，为钢铁，

元素类药物

煅家烧铁赤沸,砧上打下细皮屑者,为铁落。煅灶中飞出如尘,紫色而轻虚,可以莹磨铜器者,为铁精。作针家磨镞细末者,谓之针砂。取诸铁于器中水浸之,经久色青沫出可以染皂者,为铁浆。以铁拍作片段,置醋糟中积久衣生刮取者,为铁华粉。入火飞炼者,为铁粉。"

李时珍说:"铁皆取矿土砂成。""凡诸草木药,皆忌铁器,而补肾药尤忌之,否则反消肝肾,盖肝伤则因气愈虚矣。"

铁块、铁落、铁粉三种东西在种类上虽有区别,而实质上都无甚差别,成分同为金属元素铁,故在临床上的效用也是一致,并都可治疗贫血萎黄,惊狂,心悸等症,因其形质粗细不同在剂型上铁落多作煎。铁粉则多作丸剂或散剂用。铁剂在西药中使用角度最大,一般使用者有氧化铁、溴化铁、碘化铁、过氧化铁、碳酸铁、硫酸铁、过硫酸铁、次硫酸化铁、硝酸铁、磷酸铁、焦性磷酸铁、次亚酸化铁、硝酸铁、还原铁等等。其作用大都为滋补强壮剂。在炼丹术方面则为"铁胤丹"的主要原料。

在中医的临床上,铁剂除作为强壮补血药外,尚广泛用于各种虚性,兴奋性癫狂,神经性心悸亢进,贫血性耳鸣眩晕等症。

内服单纯铁盐,对于胃蛋白有沉淀作用,故服用多量时会引起呕吐,食欲减退,消化不良等症状,因此用量必较小,并须在饭后服,以减少刺激,同时尚应禁止饮用咖啡、茶叶等饮料,免使铁质发生沉淀,以妨碍其消化吸收。

锡

别名:白镴,钌,贺。
来源:为由天然产物中提炼出来一种金属元素。

丹药本草

性味：味甘，气寒，微毒。
成分：为金属元素。
功能：消肿。
主治：恶风、风疮。

著名方剂

解砒霜毒：以锡器于粗石上磨水饮之。（济众方）

文献探索

独孤滔说："锡遇羚羊角、五灵脂则伏，遇伏龙肝、马鞭草则缩，遇硇砂则硬，遇巴豆、蓖麻、姜汁、地黄则伏。"又说："硇砂能硬锡，松脂焊锡，锡矿缩银。"这一记载充分标志出锡的特殊性质。

刘怕温《多能鄙事》烂锡法：以水银渍，其烂如泥。民间有恶作剧者，不满酒店，酒饮完后，暗以少许设入壶中，壶即立刻穿孔，即是根据此法而来。

洪遵《夷坚志》说："汝人多瘿，地饶风沙，沙入井中饮其水则生瘿，故金坊间人家以锡为井栏，皆夹锡钱填之，或沉锡井中乃免此患。"如此说来锡似有预防瘿瘤的作用。

氧化物类药物

砒 石

别名：信石，人言，红砒，白砒；生者名砒黄，炼者名砒霜。

来源：为三方晶系砷矿石，多产生于结晶岩和古片岩中，常与锑矿石、红银矿、雄黄、闪星矿及其他金属矿物共生，经过升华精制则成砒霜。

性味：味辛酸，性大热，有剧毒，具强烈的腐蚀性。

成分：为三氧化二砷（As_2O_3）。

功能：杀虫，劫痰，截疟，蚀绵，强壮，补血，坠胎。

主治：风痰哮喘，久疟痞块，贫血萎黄，梅毒，恶疮，顽癣，痔核，赘瘤等症。

著名方剂

1. 寒热痁疾：用信石60克研粉，寒水石90克，别捣末，生铁铫一个铺石末，后铺砒在上，又以石末盖之，厚盖覆定，醋糊纸条密封十余层，炭火一斤煅之，待纸条黑时，取出候冷，刮盖上砒末乳细，粟米饭丸，绿豆大，辰砂为衣，每用三四丸，小儿一二丸，发日早以腊茶清送下，一日不得食吐物（应是热物）。（朴真宗秘宝方）

2. 中风痰厥，四肢不收，昏愦似醉，砒霜如绿豆大研，新汲水调下少许，以热水投之，大吐即愈，未吐再服。（圣惠方）

3. 疟疾：用人言3克，绿豆末30克为丸绿豆大，黄丹为

丹药本草

衣阴干,发日五更,井水下五七丸。(卫生宝鉴)

4. 一剪金:用人言醋煮,硫黄、绿豆等分为末,每以一豆许用红绢包之,彩丝扎定,每剪下一粒,新汲水吞下,治疟甚效。(医垒元戎)

5. 休息下痢,经一二年不愈、羸瘦衰弱者:白砒成块者为末,黄丹各15克,化蜡入砒,柳条搅之,焦则换,至七条入起,收之,每旋丸梧子大,冷水送下,小儿黍米大,冷水下,亦治脾疼腰痛。(局方)

6. 走马牙疳、恶疮:砒石、铜绿等分为末。摊纸上贴之,甚效。(普济方)

7. 紫金丹:治风痰哮喘,砒霜0.6克,淡豆豉6克,枣肉适量,共捣为丸,如黍米大,每服二粒,白水送下。(本事方)

刘潜江方:凡痰喘鮈鲐,天雨便发,坐卧不得,饮食不进者,乃肺窍久积冷痰,遇阴气触动则发也,用江西淡豆豉30克蒸捣如泥,入砒霜末3克,枯白矾9克,丸绿豆大,每以冷茶或冷水送下5丸,甚者九丸,小儿五丸。忌食热物。

8. 贫血:用砒和枣肉为丸,如黍米大,每服一二粒,开水送下。(验方)

9. 瘰疬:砒黄研末,浓墨汁为丸如绿豆大,铫内炒干,竹筒盛之,用时将疬头刺破,以半丸贴之自落,蚀尽为度。(灵苑方)

10. 一切瘘疮:信石新瓦火煅为末,用时以津调少许于纸捻上,插入蚀去瘘管,瘘多者勿齐上,最妙。(急救良方)

文献探索

苏颂说:"砒霜不著所出郡县,今近铜山处亦有之,唯信州者佳,其块有甚大者,色如鹅子黄,明澈不杂,此类本处

氧化物类药物

自是难得之物，一两大块真者，人竞珍之，不啻千金，古服食方亦载用之，必得此类乃可入药，市肆所售片如细屑，亦夹土石，入药服之为害不浅。"

宝藏论说："砒霜若草伏住，火煅色不变移，熔成汁添得者，点铜成银。"所谓点铜成银者，因红铜中加砒则变为类似银色的白铜，并非真可变为白银。

《土宿本草》："砒石用草制炼出金花成汁化铜干汞。"所谓草制者是指以青盐、盐顶草、消石、蒜、水蓼、常山、益母草、水莙、菖蒲、三角酸、鹅不食草、菠薐、莴苣等物伏砒的草药，也就是说以这些草药制过的砒功能化铜干汞。

砒霜是剧毒药品，一般内服二三分时即可中毒或者死亡，虽然如此，但非绝对的禁用，而是在是否能掌握其适当用量，如用量适当，不但资取用而且对某些疾病还有相当的疗效，例如恶疮、顽癣、痔核、诸疟、风疾、哮喘、积癖等症，经验证明，确有显著功能，《本事方》的紫金丹，截至目前，一般医者仍然认为是冷哮的特效药物，周梦觉最擅长用砒石，他说："本草所谓性味猛烈，唯麻黄、砒石，可以开其关而劫其痰。麻黄能发汗，一到哮症虽盛夏之月不发汗，砒石能伤人，一到哮病，虽羸弱点躯不伤人。有是症有是药，而卒不能除其根者，麻黄能通痰塞之路而不能拔痰据之窠，砒石能剿痰招之党而不能歼痰伏之魁，药到即愈，愈而复发者，此也。余尝见少年患痨伤，咳嗽，吐血，体证脉数，败证备矣，询其素有哮症，痨无可治者，以二药治其哮，得愈者数人，又常见老人患上气咳嗽，喘闷，脉急不寐，困顿极矣，问其素有哮症，气无可治者，以二药治其哮，得愈者亦数人，瑶池古冰雪，于肺凝冷痰，斯言近之矣。"

砒霜在外科治疗上不仅能腐蚀瘘管而且擅长人工发炎，

丹药本草

如三品一条枪，枯痔散之脱落痔核，是先用砒石造成人工发炎而后分泌黄水，水尽核自枯落，即人工发炎的结果，砒石对健康皮肤及黏膜均无作用，但对皮肤或黏膜有了损伤的部分则有腐蚀作用，因其容易使人中毒，故用者不多，反复内服极少量（一至二厘）时则可促成新陈代谢，改善营养状态，使脂肪、蛋白集聚，增加赤血球，促进骨骼的形成，体重增加，皮肤富于弹力而光泽，故一般有时用作改善营养障碍强壮药，也用于皮肤慢性疾患，尤其对藓及红色苔癣，不仅奏效而且常视为特效药。

附制砒霜法：将砷矿石捣碎放在阳城罐内，上用铁盏底部盖住，盐泥固济，铁盏内装满水，将罐安置炉上用文火烧之，约三小时，使其发生升华作用而附于盏底，升成开罐取下，并除去罐内残留杂质，然后将升华物重入罐内，反复升打三次，即可获得纯净的砒霜，化学名为三氧化二砷（As_2O_3）。

铅　丹

别名：黄丹，丹粉，朱粉，铅华，东丹，真丹，铅黄等。
来源：为由黑铅制炼而成的铅化物。
成分：为四氧化三铅（Pb_3O_4）或一氧化铅及过氧化铅。
功能：镇静、安神、坠痰、止痢、明目、杀菌、生肌、收敛、截症。
主治：吐逆反胃，惊痫癫疾，吐血，咳嗽，疟疾，痢疾，久积，赤眼，狐臭，虫疾、烫伤等症。

著名方剂

赤白痢疾：黄丹（炒紫），黄连（炒）等分为末，粟米饭为丸，如梧子大，每服十丸，醋汤下。(集验方)

氧化物类药物

疟疾寒热：飞黄丹（炒）30克，常山末90克。蜜丸如梧子大，每服五十丸，温酒下，平旦及将发未发时各一服，无不效者。（肘后方）

泄泻下痢赤白：枣肉捣烂，黄丹、白矾各皂子大，粳米饭一团和丸，弹子大，以铁线穿，灯上烧过为末，米饮服之。（摘玄方）

治吐逆不止：黄丹研末，小枣肉和丸，芡子大，每以一丸，针签于灯上烧过，研细，乳汁调下。一方加朱砂、枯矾等分。（谢氏小儿方）

驱风散：治风痫发止：铅丹60克，白矾60克为末，用三角砖相并，以7层草纸放砖上，铺丹于纸上，矾铺丹上，以十斤柳木柴烧过为度，取研，每服6克，温酒下。（王氏博济方）

一切目疾：蜂蜜250克，铜锅熬起紫色块，入飞过黄丹60克，水一碗，再炼至水气尽，以细生绢铺薄纸一层，漉净，瓶封埋地内三七日（21天），每日点眼七次，药粘眼则洗之。（验方）

腋下狐臭及虫蛇咬伤：用黄丹研末涂之效。

远近臁疮：飞黄丹（炒），黄柏（酒浸七日焙），各30克，轻粉15克，研细，以苦茶洗净、轻粉填满，次用黄丹护之，以柏末摊膏贴之，勿揭动，一七见效。（孙氏集效方）

血风臁疮：黄丹30克，黄蜡30克，香油15克熬膏，先以葱椒汤洗，加麝香少许贴之。（陆氏积德堂方）

文献探索

《别录》说："铅丹生于铅，出蜀郡平泽。"

陶弘景说："即今熬铅所做黄丹也，俗方稀用，唯仙经涂丹釜所需，云化成九光者，当谓九光丹以为釜耳，无别法也。"

丹药本草

解生灵病疼于倒悬

在我国历史上很早就能制造黄丹,而且制造方法不止一个,如独孤滔《丹房鉴源》的炒黄丹法是"用铅500克,土硫黄300克,消石30克。熔铅成汁,下醋点之,滚沸时下硫一块,少顷下消少许,待沸定再点醋,依前下少许消、黄,待为末,则成丹矣"。另一方法则是以作铅粉不尽者用消石,明矾炒成丹。宋应星《天工开物》则说:"其胡粉残剩者,用硝石、矾石炒成丹,不复用醋也,欲丹还铅,用葱白汁拌黄丹慢炒,金汁出时倾出,即还铅矣。"这一方法固然是还原作用,可是用葱汁来还原的目的安在则颇费解,这两种铅丹的制法据研究,认为前者是利用硫化铅生成,并进而用硝酸钾加热进行氧化而制得,由此可见我国古代对制药化学方面的知识在那些时候就相当丰富了。

现代的铅丹制造法则是将黑铅、白矾放在锅内置炉上慢火熔化,用铁铲不断炒拌,经8~10小时后取出,俟其冷凝即成为氧化铅块,然后放石臼内捣为粉末,倒入缸内,加入大量清水搅动之,使粗末沉底,细末混悬在水中,将水倒在另一缸中再加水搅动,使粗末再沉淀,再取上层清水沉淀,如此处理数次,最后将此水静置一定时间,俟澄清后倾去水,取出底下细末晒干,倾入铁锅内细细加热,烧一日一夜后复入石臼中捣碎,研细,用细孔筛筛过,余下的粗末再研末,合在一起倾入罐内,罐口用盖盖住,封固严密,放在炉上烧炼四日,即成为鲜红色的铅丹,用这一方法制造出来的铅丹极合理想,故有推广制用价值。

无名异

别名:黑石子,土子。
来原:为锰铁矿一类的矿物,常为锰质溶解后沉淀而成,

氧化物类药物

也可由水锰矿、硬锰矿、黑锰矿等氧化而成。产于我国广东、广西、陕西、四川、贵州等省。

成分：主要为二氧化锰（MnO_2），含锰63.3%，并杂有铁质。

性味：味甘，性平，无毒。

功能：消炎、退肿、行血、止血、定痛，膏药中有时加入利用其干燥硬化作用。

主治：痈疡肿毒，金疮折伤，跌扑内损，皮下溢血等症皆适用之。

著名方剂

金疮出血：无名异3克，乳香1.5克，没药1.5克，研末敷之。（验方）

痔漏肿痛：无名异（炭火煅红，米醋淬七次）为细末，以温水洗疮，棉裹筋头填末入疮口，数次愈。（简便方）

损伤接骨：无名异、甜瓜子各30克，乳没各3克为末，每服15克，热酒调服，小儿9克，服毕，以米粥涂纸上掺左顾牡蛎粉裹之，竹片夹住。（多能鄙事）

拳毛倒睫：无名异末，纸卷作捻，点灯吹杀熏之，睫自起。（保命集方）

文献探索

马志说："无名异出大食国，生于石上，状如黑石灰，番人以油炼如黳石，嚼之如饴。"

苏颂说："今广州山石中及宜州八星龙济山中亦有之，黑褐色，大者如弹丸，小者如黑石子。"

李时珍说："似蛇黄而色黑。近处山中亦时有之。用以煮蟹杀腥气，煎炼桐油收水气，涂剪剪灯，则灯自断。"就这种情况来说极似软锰矿，拿化学性质来说软锰矿是极强的氧化剂，"煮蟹杀腥气"，"煎炼桐油收水气"，就是借它

丹药本草

的氧化性质，氧化能杀菌消毒，故是中药里的解毒剂，但临床用之不多。其主要的用途是治疗跌打损伤，既可内服，亦可外用，是前辈古人很早做出的经验，历代本草均赞其对金疮、骨折、内伤等有疗效。如崔昉《外丹本草》说："无名异，阳石也，昔人见山鸡被网，损其足，脱去，衔一石，摩其损处，遂愈而去，乃取其石理伤折大效，人因传之。"这一传说虽近似神话，但在临床上因其治跌扑损伤、骨折等伤，外科疾患，勿论内服外敷，都有相当疗效，是颠扑不破的事实。

伏 龙 肝

别名：灶心土。

来原：为经过长期燃烧的灶底中心黄土。烧煤的灶心土，不宜用。

成分：为硅（旧时称硅为矽）酸、氧化铝、三氧化二铁、碳酸钙、钾盐等。

性味：味辛，性微温，无毒。

功能：镇呕、温中、燥湿、止血、止泻、收敛。

主治：反胃呕吐、肠炎、下痢、胃肠出血、月经过多、金疮、溃疡等症。

著名方剂

伏龙肝散：治五脏结热、吐血、衄血，伏龙肝、生地黄各500克，竹茹一升，黄芩、芍药、当归、川芎、甘草各60克。㕮咀，清水一斗三升，煮竹茹减三升，纳药煮取三升服。（千金方）

金疮溃疡：用伏龙肝末敷之。（外台秘要）

反胃呕吐：伏龙肝一块投炭火中烧之，俟碎片炽红彻透，

氧化物类药物

用盆盛井水约九分,取碎片尽淬水中,经二三分钟取出,再烧再淬,反复数十次乃止,弃碎片不用,专用此水,将水滤净,每次服一、二碗。(验方)

文献探索

陶弘景说:"此灶中对釜丹下黄土也,以灶有神,故号伏龙肝。"

临安陈舆言:"砌灶时纳猪肝一具于土,候其日久,与土为一,乃用之,始与名符,盖本于此"。

独孤滔《丹书》言:"伏龙肝取经十年灶下,掘深一尺,有色如紫赤者是真,可缩贺(贺是锡),伏丹砂。"

《本草求真》说:"伏龙肝系灶心土,因其色赤如肝,故以肝名。"

上面这些说法未肯定何者是真正的"伏龙肝",但以"灶心土"三字字面来推敲,我们可以认为仍当以陶弘景"此灶中对釜月下黄土也"的说法为正确,至于"伏龙"是否"灶神",是否用猪肝泥灶我们姑且不去过问。总之灶心土含有"氧化铁"和"氧化铝"……等成分是不错的,刘有梁说:伏龙肝确是一种优良的镇静剂,日本陆军药剂官相木佳作,曾著有《伏龙肝实验谈》一文,极称赞其对妊娠呕吐具有卓著疗效,我们在临床上曾试用于各种反胃呕吐及肠风、带下、血崩下血等症也证实有很好效果。伏龙肝之所以能收到上述治疗效果者,据研究认为是所含成分具有燥湿、收敛、庇护、包摄等等作用,至于用法上,一般应按照各种疾病的不同性质来区别使用,如反胃呕吐则用其烧淬的水饮用,取其有效成分溶解于水的目的,肠风下血则作为煎剂除去渣服,取其溶解于水的细末服用后能起收敛、庇护、包摄的作用,外伤出血,疮肿溃疡则直接撒布涂敷,使其药效在局部发生作用。

丹药本草

代赭石

别名：须丸，土朱，血师，铁朱。

来源：系六方晶系，赤铁矿的矿石。

成分：为三氧化二铁（Fe_2O_3），含量约50%~60%及黏土，并含少量碳酸钙。

性味：味甘，性寒，无毒。

功能：镇惊、降逆、止呕、平喘、补血、止血、收敛、止泻。

主治：气逆咳喘、噎膈反胃、吐血、咯血、肠风、泻痢、赤白带下、小儿惊痫等症。

著名方剂

旋复代赭汤：治噎膈反胃，及伤寒下后，心下痞硬、噫气不除：代赭石、人参、半夏、甘草各6克，旋覆花9克，大枣三枚，生姜12克，水煎服。（伤寒论）

肠风下血：代赭石30克，火煅醋淬，尽醋一升，捣罗如面，每服3克，白汤下，亦治吐血，衄血。（斗门方）

妇人血崩：代赭石火煅醋淬七次为末，白汤服6克。（普济方）

咳嗽气逆：代赭石9克，款冬花、紫苑各6克，白芍3克，川贝3克，甘草2.7克，水煎服。（验方）

急慢惊风：吊眼撮口，搐搦不定：代赭石火烧醋淬七次，细研水飞，日干，每服3克或一半，煎真金汤调下，连进三服，儿足胫上有赤斑，即是惊气已出，病当安也，无者不治，如慢惊，用冬瓜仁煎汤亦妙。（直指方）

胎堕下血不止：代赭石末3克，生地黄汁半盏，日三五次，以瘥为度。（圣济总录）

氧化物类药物

一切疮疖：代赭石、黄丹、牛皮胶等分为末。好酒一碗冲之，澄清后服，以渣敷之，干再上。(朱氏集验方)

诸丹热毒：土朱（即代赭石）、青黛各6克，滑石、荆芥各3克为末，每服4.5克，蜜水调下，仍外敷之。(直指方)

哮呷有声，睡卧不得：土朱末，米醋调，时时进一二服。(普济方)

文献探索

《别录》说："出代郡者名代赭，出姑慕者名须丸。"

陶弘景说："是代郡城门下赤土也，江东久绝，俗用乃疏，而为仙方之要，与戒盐、卤碱皆是急需。"

苏恭说："此石多从代州来，云中山采得，非城门下土也，今齐州亭山出赤石，其色有赤、红、青者，其赤亦如鸡冠，且润泽，土人唯采以丹楹柱，而紫色且暗，与代州出者相似，古来用之，今灵州鸣沙县界河北，平地掘深四五尺得者，皮上赤滑，中紫如鸡肝，大胜齐代所出者。"这是苏氏认赭为赤色的意事。

《西山经》云："石脆之山，灌水出焉、中有流赭，以涂牛马无病。郭璞注云，赭赤土也，今人以涂牛角云辟恶。"

李时珍说："赭，赤色也，代即雁门。今俗呼土朱、铁朱。管子云，出土有赭，其下有铁，铁朱之名或缘此，不独因其形色也。"又说："赭石处处山中有之。以西北出者为良，宋时虔州岁贡万斤。"

从上各家文献看来，代赭一物在唐朝时即知道有两种产况，一出自山中，一出自平地，明时则发现处处山中皆有此物，近则确是随地皆找得此物矣。"土人采以丹楹柱"，很显然是已用作颜料。郭璞"今人以涂牛角云辟恶"，是赭石可以预防牛马疫疠的记载，张华《博物志》所载"以赤土试宝剑倍益精明"的说法，是那时已知用代赭来磨光金属的表现，同时也知用代赭来做找矿标志（出土有赭，其下有铁）。

刘有梁氏说："代赭成分为三氧化二铁及黏土，内服后有收敛，庇护胃肠黏膜的作用，吸收入血后能促进赤血球和血色素的增生，故在临床上具有镇静、降逆、养血、收敛、止血、止泻的作用，本品多用火煅醋淬研末用，这样处理之后不但易于研末而且易于消化吸收，但古代方书所载一般都是生用，如仲景《金匮要略》治百合病下之后用滑石代赭石汤，以及伤寒汗吐下后心下痞硬，噫气不除用旋覆代赭石汤等，都未说明要用醋淬，另外张锡纯氏亦极端主张赭石必须用生，他认为：煅用之，即无疗效，煅之复以醋淬，尤非所宜，我们从临床上来看，也认为赭石之用于镇静或降逆者，则应以生用者，疗效为特佳，若用于收敛及止泻方面，则应以煅用者为适宜。"

磁　石

别名：玄石，吸铁石，熠铁石，处石，慈石。

来源：为等轴晶系磁铁矿的矿石，分布极广，多在变质岩中产出，在火成岩成附属矿物，亦成粒状，产生在喷发岩中，在铁镁岩发玘极多，有时成巨大的块体。滨海沙中也常存在。

成分：为四氧化三铁（Fe_3O_4），或为三氧化二铁（Fe_2O_3）与氧化铁（FeO）的混合物，火煅醋淬后则为三氧化二铁（Fe_2O_3）和醋酸铁 $[Fe(C_2H_3O_2)_3]$。

性味：味辛，性寒，无毒。

功能：镇静、补血。

主治：神经衰弱、惊悸失眠，耳鸣眩晕，贫血萎黄，关节痛风，白内障，耳聋等症。

氧化物类药物

著名方剂

玄石紫粉丹：磁石1500克，好者，以炭火烧令赤，投一斗米醋中淬之，以醋尽为度，更烧投一斗好酒中，以酒尽为度，有破折者一一收之研细，以水飞过，沥干入瓶子（即耐火罐子）中，以大火煅令通赤，用盐花90克同研令匀，于地上铺纸匀摊，以盆盖三日出火毒，用蒸饼和丸，如梧子大，内服用量：作煎剂者每次15克至30克，作丸剂或散剂者每次3~9克，外用量不拘，每日空心以盐汤或酒下七丸，渐加至十丸，功能补血健体，强壮，治肾虚头晕，耳鸣耳聋，腰膝酸软无力等症。（圣惠方）

神经衰弱、健忘、失眠：磁石、龟板各18克，熟地、山萸肉、山药、茯神、龙齿各9克，丹皮、泽泻各6克，水煎服。（千金方）

肾虚耳聋：真磁石一豆大，穿山甲烧存性，研一字，新棉塞耳内，口含生铁一大块，觉耳内有风雨之声，自然须臾通透。（济生方）

老人虚损，风湿腰肢痹痛：磁石900克，白石英600克，捣碎，瓮盛水二斗浸于露地。每日取水作粥食，经年气力强盛，颜如童子。（养老方）

阳事不起：磁石1500克研，清酒浸二七日，每服三合，日三夜一。（千金方）

疔肿热毒：磁石末醋和封之，拔根立出。（外台秘要）

误吞铜钱：以磁石枣许大一块，钻孔线穿，吞，拽之立出。（钱相公篋中方）

磁硃丸：从略。

文献探索

陈藏器曰："磁石取铁，如慈母之招子，故名。"

李时珍说："石之不磁者，不能引铁，谓之玄石。"

丹药本草

陶弘景说："今南方亦有好者，能悬吸针，虚连三、四为佳，仙经丹房黄白术中多用之。"

寇宗奭说："磁磨针锋，则能指南，然常偏东，不全南也。……以针贯灯芯，浮水上，亦指南。"

独孤滔曰："伏丹砂，养汞，去铜晕。"

按：磁石能吸铁指南，我们祖先早已认识。以其入药的历史也颇为悠久。《神农本草经》即说："除大热烦满及耳聋。"李时珍《本草纲目》赞其"明目聪耳"，并说："磁石法水，色黑而入肾，故治肾家诸病而通耳目。一士子频病目，渐觉昏暗生翳，时珍用东垣羌活胜风汤加减法与服，而以磁朱丸佐之，两月遂如故。盖磁石入肾，镇养真精，使神水不外移，朱砂入心，镇养心血，使邪火不上侵，而佐以神曲，消化滞气，生熟并用，温养脾胃发生之气，乃道家黄婆媒合婴姹之理，制方者宜窥造化之奥乎。"

磁石入药，有死活之分。凡磁性极强，能吸住铁钉、铁砂者，谓之活磁石。一为磁石放置时间过久，由于受潮、起锈等原因而失去磁性，对铁缺乏感应力，没有吸附作用，谓之死磁石，凡用生磁石都应用吸铁力强的活磁石，才有效用。死铁石不堪药用。但在临床应用时，一般习惯都是要用火煅醋淬来制过，目的是易于研细服用。而火煅醋淬后的磁石亦失去吸铁作用。其理安在，尚待进一步探索。

石　灰

别名：垩灰，矿灰，希灰，煅石，白虎。

来原：为石灰石（通称青石）经加热烧煅而成的一种灰。

成分：为氧化钙（CaO）、陈久者因吸收空气的水分则部

分成为氢氧化钙 $[Ca(OH)_2]$。生石灰为氧化钙,熟石灰为氢氧化钙。

性味:味辛,性温,有毒,有腐蚀性。

功能:燥湿、杀虫、收敛、止血、蚀恶。

主治:金疮出血,汤烫火伤,痈疽溃疡,疥癣顽疮,赘瘤死肌,吐酸泄泻等症。

著名方剂

清凉膏:治汤火伤:用水泼开石灰末一升,加水四碗,搅浑,澄清汁一碗。加香油或桐油一碗,以箸顺搅数百转,即稠黏如糊,每用少许,扫敷患处。(外科金鉴)

白玉膏:治烂疡脓水蔓延者:以新鲜石灰用水发开,再用桐油调如稠糊,每用少计涂患部,日一易。(幼幼集成)

血痢十年:石灰三升熬黄,水一升投之,澄清。一服一升,日三服。(崔氏纂要)

水泻不止:风化石灰30克,白茯苓90克为末,糊丸梧子大,每服二三十丸,空心米饮下。(集玄丸)

痔疮有虫:古石灰,川乌头(炮),等分为末,糊丸梧子大,每服二三十丸,白开水下。(活法机要)

桃花散:治金疮出血:白石灰五合,大黄片45克,先将石灰用水泼成末,与大黄同炒,以灰变红色为度,去大黄将灰筛细,贮末备用,用时以凉水调敷。(医宗金鉴)

痰核红肿,寒热,状如瘰疬:石灰火煅为末,以白果肉捣贴之,蜜调亦可。(验方)

疮久不收口:以风化石灰与清水同调,极浑浊后澄清之,取出面上清水,将白布浸入,绞干贴于患处,日易三次,即易愈合。(验方)

痄腮肿痛:醋调石灰敷之。(便筒方)

疔疮恶肿:石灰,半夏各等分为末敷之。(普济方)

丹药本草

文献探索

苏颂说:"所在近山处皆有之,烧青石为灰也,又名石锻,有风化水化二种,风化者,取煅了石置风中自解,此为有力,水化者,以水沃之,热蒸而解,力差劣。"又说:"古方多用合百草团末,治金疮殊胜,今医家或以腊月黄牛胆取汁搜和,纳入胆中,挂之当风百日干研之,更胜草药者,古方以诸草杂石灰熬煎,点疣痣黑子,丹灶家亦用之。"

《本草经疏》说:"石灰烧青石而成,故其味辛,气温,本经不言其毒,观其所主,皆不入汤,其为毒可知矣,火气未散,性能灼物,故主去黑子息肉及堕眉也,其主疽疡,疥瘙,热气恶疮、癞疾、死肌、髓骨疽等,皆风热毒气侵淫于骨肉、皮肉之间,辛温故散风热毒气,且能蚀去恶肉而生新肌,故为诸疮肿毒要药也,辛而燥故又能杀痔虫,古方多用合百草团来治金疮,殊胜者,以其性能坚物使不腐坏,且血见石灰则止,而百草又能凉血、止血故也。"

李时珍说:"今人作窑烧之,一层柴或煤炭一层在下,上垒青石,自下发火,层层自焚而散、入药唯用风化石灰不夹石者"。近入烧石灰法是先筑一窑,内置木柴或煤炭,装填入石灰石,然后将窑四周密封,只于顶部留一气孔,并从下生火燃烧,使火力循窑向上升,石灰石即渐为热所分解而变成石灰。

李时珍又说:"石灰止血神品也,但不可着水,着水即烂肉。"因此临床上外用生石灰除不能与水接触处,一般也只施于止血,蚀恶肉疣瘘等,至于治疗烫伤、溃疡,疥癣等外科疾患,以及内服治疗泄泻等症,则多采用陈久石灰,因为生石灰在长久放置中会逐渐吸收空气中的水分,散发出热气,部分就变成性质和缓的熟石灰,故可减少刺激而收到收敛、杀虫、杀菌、制酸、止泻的效用,有不少地方尚采用千年古石灰、水龙骨（即船底石灰）者也就是这一意义。

苏恭说："别录及今人用疗金疮止血疗效，若五月五日采繁缕、葛叶、鹿活草、槲叶、芍药、地黄叶、苍耳叶、青蒿叶合石灰捣为团，如鸡卵，曝干，末，以疗疮，生肌神验。"

丹房镜源说："石灰伏硫黄，去锡上晕，制雄黄、制硇砂可用之。"故石灰亦为丹道家炼丹操作中的必需原料之一。

白 石 英

别名：银华，广石。

来源：为六方晶系的氧化硅的矿石，这种矿石多产生于各种岩内成脉石，分布很广。

成分：为二氧化硅（SiO_2），色淡者还杂有铁、锰的痕迹。

性味：味甘，性微温，无毒。

功能：兴奋、强壮、温经、祛湿、镇咳。

主治：阴寒、阳痿、惊悸、湿痹、消渴、咳逆等症。

著名方剂

服石英法：白石英500克，打成豆大，于沙盆中和粗砂，着水挼二三千下，洗净又挼，仍安柳箕中，入蒿叶少许，同水熟挼至光泽，即以棉袋盛悬门上，每日未梳前，以水或酒吞七粒，用饭二匙压下小腹，一切秽恶，白酒，牛肉，石家所忌者，皆不忌，久则新石推出成石，石常在小腹内温暖，则气息调和，经脉通达，腰肾坚强，百病自除，石英得力一斤即止。若不得力十斤亦须服，此物光滑，既无浮碎着人肠胃作疮，又无石气发作诸病也。（千金翼方）

又法：泽州白石英，洗净无点翳者打成豆大，去细者，水淘净，袋盛，悬铛内，清水五大升，煮汁一升，澄清，平

丹药本草

早服,以汁煮粥更佳。服后饮酒二三杯,可行百步,一袋可煮二十度,如无力,以布裹埋南墙下三尺土内,百日又堪用也。(千金翼方)

石煮猪肉法:白石英30克,袋盛,水五升煮四升,猪肉500克,同椒葱盐豉煮,以汁做羹食。(千金翼方)

石蒸羊肉法:白石英90克,打作小块,以精羊肉500克包之,荷叶果之,于一担米饭中蒸熟,取出去石,切肉和葱椒,作小馄饨,煮熟,每旦空腹冷浆水吞一百个,后以冷饭压之,百无所忌,永不发动。(同上)

石煮牛乳法:白石英150克,捣碎,密绢盛,以牛乳三升、酒三升同煎四升,去石,以瓶收之,每食前暖服三合,治虚损痨瘦,皮燥阴痿,足弱烦疼。(同上)

石饲犉牛法:白石英1500克捣筛,取十岁以上生犊犉牛一只,每日和豆与食,经七日即可收乳,每旦热服一升,余者作粥食,百无所忌,润养脏腑,悦泽肌肉,令人体健。(同上)

孙思邈说:"凡服石,并忌芥菜、蔓菁、芜荑、葵菜、苋苨。宜食冬瓜、龙葵以压石气"。

文献探索

《别录》说:"白石英生华阴山谷及太山,大如指,长二三寸,六面如削,白澈有光,长五六寸者弥佳。其黄端白棱,名黄石英,赤端白棱,名赤石英,青端赤棱,名青石英,黑泽有光,名黑石英。"

陶弘景说:"今医家用新安所出,极细长白澈者,寿阳八公山多大者,不正用之,仙经大小并有用,唯须精白无瑕杂者。"

苏颂说:"古人服食,唯白石英为重,紫石英但入五石饮,其黄赤青黑四种,本草虽有名,而方家都不见用者。"

氧化物类药物

从以上文献看,可知当时已经知道石英产地甚多,且亦知道石英的色彩也多。石英所呈现各种不同颜色,主要是由于其所含的其他成分所致。中医认为,入药以白紫二色为良。

紫石英

来源:为岩石石英类之一种。

成分:为二氧化硅(SiO_2)及微量氧化锰。

性味:味甘、性温、无毒。

功能:镇心、补肝、温荣、安魂、定魄、填下焦、止消渴、消痈肿。

主治:男子寒热咳嗽,惊悸,梦魂不安,惊痫,痈肿,女子子户因于风寒绝孕等症。

著名方剂

紫石英丸:治经水乍多乍少。或前或后,时腹痛;飞紫石英、川乌头炮、川杜仲炒去丝,禹余粮火煅醋淬、远志肉、泽泻、桑寄生、桂心、龙骨细研,当归、人参、肉苁蓉酒浸、石斛、炮姜、五味子、炙甘草各30克,牡蛎煅、川椒(去目及闭口者,炒出汗)各15克。共为细末,炼蜜和丸如梧子大,每服二十丸,食前米饮送下。(本事方)

痈肿毒气:紫石英火煅醋淬为末,生姜、米醋煎敷之,磨亦得。(大明本草)

文献探索

吴普曰:"生太山或会稽,欲令如削,紫色达头如樗蒲者。"

陶弘景说:"今第一用太山石,色重沏。下有根。次出雹零山亦好,又有南城石,无根,又有青绵石,色亦重黑明澈,又有林邑石,腹里必有一物如眼。吴兴石,四面才有紫色,

丹药本草

无光泽，会稽诸暨石，形色如石榴子，先时并杂用，今唯采太山最胜，仙经不正用，而俗方重之。"

掌禹锡说："按《岭表异录》云，泷州山中多紫石英，其色淡紫，其色莹澈，随其大小皆有五棱，两头如箭镞，煮水饮之，暖而无毒，比之北中白石英，其力倍矣。"

从以上文看出，紫石英的产地亦多，且也体会到有各式各样的类型，并也能鉴别出其优劣以及种种用途，是古人重视石药的表现，白、紫两种石英，由于所含成分有差异（白石英含二氧化硅，紫石英除含有二氧化硅外，尚有铁锰的痕迹），故二者在具体效用上也不尽一致。《本草纲目》就此所说甚详，其曰："白石英，手太阴阳明气分药也，治痿痹、肺痈枯燥之病。""紫石英，手少阴，足厥阴血分药也，上能镇心，重以去怯也，下能益肝，湿以去枯也，必生血，肝藏血，其性暖而补，故心神不安，肝血不足，及女子血海虚寒不孕者宜之。"用者必须予以区别，效果方为理想。虽石英对某些病自然是有好的一面，但也有其弱的一面，因为石始终是石，不可多服或久服，否则是会中毒的。服石之风盛开行唐代，但石发之后鲜有不致人于死者，故石类药物须谨慎使用，免导致不良后果，外用是无问题的。

密 陀 僧

别名：没多僧，炉底，银池。
来源：为铅加工制成的铅化合物。
成分：为一氧化铅（PbO）。
性味：味咸辛，性平，有小毒，常可致慢性铅中毒。
功能：坠痰、镇惊、消积、杀虫、收敛、制泌、消肿、止痛。

氧化物类药物

主治：痰积，惊风，反胃，久痢、痔疮、肿毒、溃疡、湿疮等症。

著名方剂

赤白下痢：密陀僧90克，烧黄色研粉，每服3克，醋、茶下，日三次。（圣惠方）

痰结胸中不散：密陀僧30克，醋、水各一盏煎干为末，每服6克，以酒水各一盏煎一盏，温服，少顷当吐出痰涎为妙。（圣惠方）

腋下狐臭：滚水洗净腋下，以油调密陀僧涂之，以3克用熟蒸饼一个切开掺末夹之。（集简方）

血风臁疮：密陀僧、香油，入粗碗内磨化，油纸摊膏反复贴之。（孙氏集效方）

鼻内生疮：密陀僧、香白芷等分为末，以蜡油调搽之。（集简方）

惊气入心络，瘖不能言语：密陀僧末一匕，茶调服即愈，昔有人伐薪，为狼所逐而得是疾；或授此方而愈，又一军校采藤逢恶蛇病此，亦用之而愈，此乃惊则气乱，密陀僧之重以镇怯而平肝的作用也。（夷坚志）

肠风痔瘘：密陀僧、铜青各3克，麝香少许为末，用津液合涂之。（济急方）

文献探索

苏颂说："今闽中，岭南银，铜冶处亦有之，是银铅脚，其初采矿时，银铜相杂，先以铅同煎炼，银随铅出，又采山木叶烧灰，开地作炉，填灰其中，谓之灰池，置银铅于灰上，更加火煅，铅渗灰下，银住灰上，罢火候冷，出银，其灰池感铅银气，积久成此物，未必自胡中来也"。苏氏此说将密陀僧的产地和制法都做很详尽的交代，并指出了此物是灰池感铅银气，积久而成的副属产品。

丹药本草

陈承则说:"今市中所货是小瓶,实铅丹煅成者,大块尚有瓶形,银冶所出最良,罕有货者,外国者未尝见之"。陈氏所说"瓶实铅丹煅成者"是另一种人工特制的密陀僧,与银铅所出者已做出了鉴别。

李时珍说:"原取银冶者,今既难得,乃取煎销银铺炉底用之,造黄丹者,以脚渣炼成密陀僧。其似瓶形者是也。"综合以上各家所说,密陀僧的来源是有银铅所出及销银炉底和瓶实铅丹烧煅的三个不同,凡今一般所用者则以销炉底为最多,故处方中多有"炉底"之名。

按:密陀僧不仅在漆工业中作为催干剂,而在中医外科膏药中亦作膏药熬制的主要原料,它在中药中不仅具有收敛、制泌、消肿、杀菌,生肌的功能,而又因其与油脂煎熬时能产生皂化而凝结一种富有黏性的药膏,使其易于粘贴局部而吸收发生药效,密陀僧与黄丹有同一作用,不独能制造软膏、硬膏、油剂、搽剂等以治癣疥、疖肿,疔毒等症,而且又可作为内服丸散以疗惊痫癫疾、痰症寒热、虫疾下痢等内科病症,李时珍亦说:"密陀僧银铅之气,其性重坠下沉直走下焦,故能坠痰止吐、消积、定惊痫、治疟痢,止消渴,疗疮疡。"可是这种铅盐类药品作为内服治病在现代医学文献中尚不多见,以事实说明,预料在不久的将来密陀僧的内服一定伸展到现代医学中去的。西医认为这类铅化合物用作内服易致铅中毒。可在中医的临床中一般尚未见到这种情况,而且也有悠久的使用历史。主要是由于服用的时间和使用的剂量掌握得法,每次服量至多只 3 或 4 克,而且用至适病即止,同时一般的服用日数也并不长,所以不会有中毒现象产生。一般说来造成铅中毒情况有二种,一为一次服用大量引起急性铅中毒,一为少量反复使用引起慢性铅中毒。中医所用的量既不见大而且又善于掌握其"中病即止"的精神,故从未见有铅中毒的事件发生。

禹余粮

别名：余粮石，太乙余粮，自然谷。

来源：为斜方晶系褐铁矿的矿石，常由含铁质的矿物暴露在潮湿空气中和碳酸或有机酸中渐行分解，铁汁沉淀而成，多分布于池沼底部及由四周小山上溪流聚积之处。

成分：为含水三氧化二铁（$Fe_2O_3 \cdot 3H_2O$），含铁58%左右，混有少量硅酸、磷酸、铝、锰、黏土等质。

性味：味甘涩，性微寒。

功能：固涩，收敛，止泻，止血，补血。

主治：贫血萎黄，胃肠出血，久痢脱肛，血崩白带等症。

著名方剂

赤石脂禹余粮汤：治伤寒下痢不止，心下痞硬，利在下焦者：赤石脂、禹余粮各30克，水煎去渣服。(伤寒论)

妇人五种带下、不孕：禹余粮煅研，赤石脂煅研，牡蛎煅、乌贼骨、伏龙肝、桂心各等分为末，温酒服一茶匙，忌葱、蒜。(圣惠方)

太乙丹：治冷痨肠泄不止：禹余粮120克火煅醋淬，乌头30克，冷水浸一夜去皮脐焙为末，醋糊丸，梧子大，每食前温水下五丸。(圣惠方)

大疯疠疾，眉发俱落，遍身顽痹：禹余粮二斤，白矾一斤，青盐一斤为末。罐子固济，炭火一秤（十斤）煅之，从辰至戌候冷，研粉，埋土中三日取出，每一两用九蒸九曝胡麻末炒熟三两，每服二钱，荆芥茶下，日二服。(圣惠方)

文献探索

《别录》说："禹余粮生于东海池泽，及山岛中或池泽

丹药本草

中"。

陶弘景说:"今多出东阳,形如鹅鸭卵,外有壳重叠,中有黄细末如蒲黄,无沙者佳。近年茅山凿地大得之,极精好,状如牛黄,重重甲错,其佳处乃紫色靡靡如面,嚼之无复嗲,仙经服食用之……"刘友梁氏说,曾在山西大同口权镇的侏罗纪煤层中见到很多,大小不等,打开时层层脱落,层与层间都有黄色或紫色粉末,和前面述说的形状和产况都完全一样,故肯定说是褐铁矿的天然粉末。

按:《神农本草经》,《本草纲目》等均把禹余粮和太乙余粮分为二药记载,其实都属于铁矿石,只是所含铁及杂质多少而显现不同。禹余粮和太乙禹余粮的疗效基本上是一致的,因此在临床上多不予分别,其中所含有的主要成分虽为氧化铁,但中医却少作为补血药,一般习惯上多作为收敛止血药。

《庚辛玉册》说:"太乙余粮,阴石也,所在有之,片片层叠,深紫色,中有黄土名曰石黄,其性最热,冬月有余粮处其雪先消。"石黄是三硫化砷(As_2S_3),禹余粮是褐铁矿($Fe_2O_3 \cdot 3H_2O$),此处说"中有黄土名曰石黄"显然是有了错误,应当是"石中黄"而不是"石黄"。《丹房镜源》云"五色余粮及石中黄皆可干汞,出金色",这是太乙余粮显黄金色的有力说明。

《抱朴子》说:"禹余粮丸一日再服,三日后令人多气力,负担远行,身轻不极。"是否如此,尚有待研究。

硫化物类药物

自 然 铜

别名：石髓铅。

来源：为正方晶系黄铜矿的矿石，是铜矿之一种，因其色黄如铜又不从矿炼而成故名自然铜。

成分：为硫化铁铜（$CuFeS_2$），含铜（Cu）34.57%，铁（Fe）30.54%。

性味：辛平，无毒。

功能：散瘀、行血、止痛、接骨。

主治：跌打损伤、骨折及血气心痛等症。

著名方剂

自然铜散：为跌扑骨折，自然铜煅过醋淬七次放置土上月余后用，没药、乳香、当归身、羌活各等分共末，每服6克，醇酒调下，一日二次。骨伤用骨碎补15克，酒浸捣后取汁冲服。(张氏医通)

跳骨丹：治跌打损伤，骨折者，能迅速接合，马钱子（童便浸四十九日，去毛黄沙炒过研末）、自然铜（火煅醋淬七次研末），临时以马钱子七成与三成自然铜末配合同用。每服1.5克黄酒送服，被盖取汗，忌风，如发生轻度痉挛不必畏惧，少顷即逝。(民间秘方)

八厘散：治筋伤骨折：自然铜、乳香、没药、血竭各9克，丁香1.5克，苏木粉、古铜钱、红花、木鳖子各3克，麝香0.3克。共研细末，每服0.24克，黄酒送下。(外科金鉴)

心气刺痛：自然铜火煅醋淬九次研末，临时醋调一字服即止。

项下气瘿：自然铜贮水瓮中，逐日饮食皆用此水，其瘿自消，或火烧烟气，久久吸之亦可。（仁斋直指方）

文献探索

李时珍曰："按宝藏论说，自然铜生曾青，石绿穴中，状如寒林草根，色赤腻。亦有墙壁，又一类似丹砂，光明坚硬有棱，中含铜脉尤佳，又一种似木根，不红腻，随手碎为粉，至为精明，近铜之山有之，今俗中所用自然铜皆非也。"照李氏的说法已完全证实了自然铜是黄铜矿而不是黄铁矿，现在却有不少人误以黄铁矿为自然铜，这是应该提出纠正的。

自然铜具有散瘀止痛，续筋接骨之功，故临床上多用于治疗内伤及骨折等症，为古代著名方剂"回生丹，铁布衫丸"的主药，入药多用火煅醋淬后研末用，各家本草皆谓铜非煅不可用，其主要理由则因铜经火煅醋淬后，不但易于成末，而且易为人体所消化吸收而奏效。

丹　砂

别名：朱砂，辰砂，光明砂，马牙砂，马齿砂，越砂。

来源：为六方晶系汞矿类的矿石，其砂床常分布于各时代的水成岩中，以光明晶莹者为上品。

成分：为一硫化汞（HgS）。本品成分、比例不尽相同，大致为含汞 85.75%，硫 13.7%，不纯品常混有雄黄，石灰或沥青等杂质。

性味：味甘、性微寒，有小毒。

功能：杀菌、解毒，安神，镇静，镇痉。

主治：癫痫狂乱，神经衰弱，反胃呕逆，霍乱转筋，皮肤疥癣等症。

著名方剂

朱砂安神丸：治心经血虚，心乱烦热。头晕气浮，惊悸怔忡，心神颠倒，兀兀欲吐，寤寐不安，胸中气乱而热，有似懊恼之状，净朱砂3克（研，水飞，一半为衣），黄连4.5克（酒炒），生地、当归各3克，炙甘草1.5克，共研极细末。炼蜜为丸，如黍米大，朱砂为衣，每服十丸，卧时独参汤下。（李东垣方）

益元散：治中暑烦热，口渴，泄泻：滑石18克，甘草3克，辰砂1.5克。共研极细末，每服9克，水煎服。（刘河间方）

归神丹：治一切惊忧思虑，多忘及一切心气不足，癫痫狂乱：獖猪心二个（切），入大朱砂60克，灯芯90克在内，麻扎，石器煮一伏时，取朱砂为末；以茯神末60克，酒打薄糊为丸，如梧子大，每服九至十丸或十五丸，至二十五丸，麦门冬汤下，甚者乳香人参汤下。（百一选方）

小儿惊热，夜卧多啼：朱砂15克，牛黄0.3克，共为细末，每服一字，犀角磨水调下。（普济方）

文献探索

《别录》说："丹砂生符陵山谷，采无时，光色如云母可拆者良，作末名真朱。"

陶弘景说："即今朱砂也，俗医别取武都仇池雄黄夹雌黄者，名为丹砂用之，谬矣，符陵是涪州，接巴郡南，今无复采者，乃出武陵、西川诸蛮夷中，皆通属巴地，故谓之巴砂，仙经亦用越砂，即出广州临漳者，此二处并好，唯须光明莹澈为佳，如云母片者，谓之云母砂；如樗蒲子、紫石英形者，谓之马齿砂，亦好；如大小豆及大块圆滑者，谓之豆砂；细末碎者，谓之末砂，此二种粗不入药用，但可画用耳。采砂

丹药本草

皆凿坎入数丈许,虽同一郡县,亦有好恶。地有水井,胜火井也,仙方炼铒,最为长生之宝。"上面说的"光色如云母者良"是良砂而具有解理完全,所谓"可折者"就是具有解理的辰砂,"如攩蒲子、紫石英形者谓之马齿砂,亦好",就是辰砂而有石英的形状,当然也是方晶系了。(苏恭说"其土砂也有块砂、末砂,体并重而色黄黑"似指的黑辰砂,并谓"可炼之出水银乃多也"、正是黑辰砂的性质。)

苏颂说:"今出辰州、宜州、阶州,而辰砂为最,生深山石岩间,土人采之,穴地数十尺,始见其苗,乃白石,谓之朱砂床。砂生石上,其大块者如鸡子,小者如石榴子,状若芙蓉头箭镞,连床者紫黯若铁色,而光明莹澈,碎之崭岩作墙壁。又似云母片可拆者,真辰砂也。无石者弥佳,过此皆淘土石中得之,非生于石床者。宜砂绝有大块者,碎之亦作墙壁,但罕有类物状,而色亦深赤,为用不及辰砂。盖出土石间,非白石床所生也。然近宜州邻地春州、融州,皆有砂,故其水尽赤,每烟雾熏蒸之气,亦赤黄色,土人谓之朱砂气,尤能作瘴疠为人患也。阶砂又次之,不堪入药,唯可画色耳。凡砂之绝好者,为光明砂,其次谓之颗块,其次谓之鹿籔,其下谓之末砂,唯光明砂入药,余并不用。"此谓把砂的产地、形状、品质、功能都做了充分解释,可作为认识朱砂的张本,其他收集在《本草纲目》中的尚不少,亦可作为参考资料。

《抱朴子》载:"沅县廖氏家有丹井,饮其水者,世世寿考,后徙去,则子孙多夭折,他人居其故宅,复多寿考,疑其井水赤,乃掘之,得古人埋丹砂数十斛也,饮此水而得寿,况炼服者乎。"铒炼丹砂是否延寿姑存不论,但以丹砂滤水保洁却深合卫生之道,饮之引年固意中事,古人炼九转灵砂成后,多埋入土中或沉于水底以除火毒,廖氏井旁掘出的丹砂,

硫化物类药物

为古人埋而未掘的灵砂是无疑的,这一事件与宋代沈括《忘怀录》记载的药井颇相类似。沈氏说:"道院中择好山水地,凿一井,须深而狭小,勿令大,大则费药,江南、浙东以至远方山涧中多紫白石英,洞中多钟乳,孔公蘖,殷蘖,可令采摄各一二石,捣如豆粒,杂投井中,磁石亦好,云母庐山尤多。欲用之,须成块者,勿击碎,皆完用之,仍须先下云母,乃以众石盖其上,深数尺,盖防云母屑入水中,有害故也。每日汲水饮,或供汤茶,酿酒,作羹饮皆用之,久极益人。唐李文胜家药井仍用朱砂、硫黄、金纪玉。如此尤好,但山中不可致耳。"

从此看来廖氏家的丹井固与沈氏所载的药井是同一作用,其掘出的丹砂也可说是古人埋以去火的"九转灵砂",也可说是专门用以滤水的"丹砂",这种措施与现在的储沙滤水法固无甚差别,是祖先饮水消毒法的预防措施。

《类编》载:"钱丕少卿,夜多噩梦,通宵不寐,自虑非吉,遇邓州推官胡用之曰,昔常如此。有道士教带辰砂如箭镞者,经旬即愈,四五年不复有梦,因解髻中一绛囊遗之,即夕无梦,神魂安定,道书谓丹砂辟恶安魂,观此足以为证。"

又《夏子益奇疾方》云:"凡人自觉本形作两人,并行并卧,不辨真假者,离魂病也,用辰砂、人参、茯苓,浓煎日饮,真者气爽,假者化也。"这两件事都是取辰砂的镇静作用,与《百一选方》之治癫痫狂乱的"归神丹"及《何氏验方》之治产后狂乱、败血及邪气入心,如见祟物癫狂方是同一道理。

丹砂在"炼丹术"中更占有其重要的一环,有的把它用来炼金丹,有的把它用来炼黄金。青霞子说:"丹砂自然不死,若以气衰血散,体竭骨枯,八石之功,稍能添益,若欲

47

丹药本草

长生久视，保命安神，须饵丹砂，且八石见火，悉成灰烬，丹砂伏火，化为黄银，能重能轻，能神能灵，能黑能白，能暗能明，一斛人擎，力难升举，万斤遇火，即速上腾，鬼神寻求，莫知所在。"这条记载把丹砂描写成有万能的作用，不免有些夸大，《太清服炼灵砂法》及《太上八帝玄经》（均为证类本草引用），《三皇真人炼丹方》的作用和目的都是建筑在无病延年和长生不老的基础上的，《宝藏论》说："朱砂若草伏住火胎包在鞴成汁可点银为金，次点铜为银。"这是以朱砂作人造黄金铁一条记录。

陈少微《七返灵砂论》说："丹砂有多种，堪入至药者只有光明砂、白马牙砂、紫灵砂等三种，光明砂一两服之力敌白马牙砂四两，白马牙砂一两服之力敌紫灵砂八两，受太阳清通澄明之精，降结而红光耀耀者名光明砂，受太阳平和明澈柔顺之精气，降结而白光灿灿如云母色者，名白马牙砂，受山泽之灵气，结而成砂色红紫者名紫灵砂……光明砂一斤伏炼得十四两，伏火鼓得至宝七两，白马牙砂一斤伏炼得十二两，伏火鼓得至宝六两，紫灵砂一斤伏炼得十两，伏火鼓得至宝六两。溪砂，土砂，杂色之砂一斤伏炼可得六七两，伏火鼓得至宝一二两……"这是一篇以丹砂配合许多金石药物炼制食丹砂的方法，文多古奥，不易全部了解，欲窥全豹可考《云笈七签》卷六十九。

灵 砂

别名：二气砂，神砂，九转灵砂。
来源：为汞与硫黄经人工制炼而成的汞制剂。
成分：为一硫化汞（HgS）。
性味：味甘，性温，无毒。

硫化物类药物

功能：调阴阳，交水火，安精神，定魂魄，破积滞，劫痰涎。

主治：伏热吐泻，霍乱吐逆，腹痛反胃，惊狂失眠等症。

著名方剂

治九窍出血：因暴惊而得，其脉虚者。

灵砂三十粒，人参汤下，三服愈，此症不可错认，血得热则流，妄用凉药误事。（仁斋直指方）

脾疼反胃：灵砂30克，蚌粉30克，同炒赤，丁香，胡椒各四十九粒，共为末，自然姜汁煮半夏，粉糊丸，梧桐子大，每姜汤下二十丸。（普济方）

日久顽疮：臁疮不敛，灵砂3克，千年地下石灰1.5克，松香15克，香油30克，为末，化摊纸上贴之。（应急良方）

文献探索

《本草求真》说："灵砂又名神砂，系水银、硫黄二物同水火煅炼而成，盖水银性秉最阴，硫黄性秉纯阳，同此煎炼，合为一气，则水与火交，火与水合，而无亢腾飞越之弊矣，故凡阳邪上浮，下不交而至虚烦狂躁，寤寐不安，精神恍惚者，用此坠阳交阴，则精神镇摄而诸病悉去。谓之曰灵，即见扶危拯急，若有神使之意，后人不明辰砂即属丹砂，混以灵砂入于益元散内，讵之一神一灵，音同字别，一水一火天渊各别，乌可以此烹炼躁烈之品，以代辰州甘寒之味耶。"

《证类本草》说："主五脏百病，养神，安魂魄，益气，明目，通血脉，止烦满，益精神，杀精魅魔鬼气"。

李时珍说："硫黄，阳精也，水银，阴精也，以之相配，夫妇之道，纯阴纯阳，二体合璧，故能夺造化之妙。而升降阴阳，既济水火，为扶危拯急之神丹。""主上盛下虚，痰涎壅盛，头旋吐逆，霍乱反胃，心腹冷痛，升降阴阳，既济水火，调和五脏，辅助元气，研末，糯米糊丸，枣汤服，最能

丹药本草

镇坠,神丹也。"

按:水银化合物中,在中国炼丹术中占重要地位的当属硫化汞。属这一类的有丹砂、灵砂、银朱三种。丹砂为天然产品,《神农本草经》列为上品,而灵砂和银朱则为人工制造。灵砂初载于《名医别录》,称之:水银,硫黄细研,入炉抽之,如束针绞者成就也。

丹砂、灵砂在使用时,是有区别的。正如《本草求真》所言"一水一火,天渊各别"。近人张锡纯在《医学衷中参西录》"朱砂解"中也说:"然须用天然产朱砂方效,若人工所造朱砂,止可作颜料用,不堪入药。"

灵砂、银朱同为人工制造的硫化汞。灵砂甘温无毒,银朱辛温有毒。何以有此差别呢?从李时珍引胡演《丹药秘诀》"升灵砂法"和"升银朱法"看,灵砂是用"自然火升之,干水十二盏为度",而银朱是"大火煅之"。可以看出,升灵砂火力缓和而时间长,这样硫黄和水银化合得彻底。此外,升银朱所用的硫叫石亭脂(呈红色的硫黄),这种硫含有砷的杂质,其性味自然是辛温有毒了,临床亦多作外用。

最后要交代的是,灵砂治疗吐泻、腹痛,当以实邪骤发,中病即止。本草所言"久服能通神明,强志轻身,神仙,令人心灵"之说,是不能相信的。

附:银朱

别名:猩红,紫粉霜。

来源:水银和硫黄的人工制剂。

成分:为一硫化汞(HgS)。

性味:辛,温,有毒。

功积:消痰,杀虫。

主治:疥癣恶疮,痧气,心腹痛。

著名方剂

治癣疮有虫：银朱、牛骨髓、桐油调搽。（医方摘要）

文献探索

《本草纲目》："银朱乃硫黄同汞升炼而成，其性燥烈，亦能烂龈挛筋，其功过与轻粉同也。"

铜矿石

来源：是矿类的一种。

成分：主要成分为硫化铜 CuS。

性味：味酸、性寒，有小毒。

主治：疔肿恶疮，驴马脊疮，腋臭。

文献探索

《别录》说："此石出蜀郡铜矿中。夹土石而生。状如姜石而有铜星，熔取铜者是也。"

这样看来铜矿石本身并不是单独一种矿物，至少应该有两种，状如姜石的是一种，另外一种则是铜星，姜石是土石中像姜一样的东西，大致是结核状，或许是褐铁矿的结核，褐铁矿颜色深浅不一，这一种是颜色比较浅的，铜星应该是风化的铜化物或黄铁铁矿，外部变为褐铁矿。中间有残余的黄铁或黄铜等，这正是铁帽中常有的现象。因此这东西不能说是单纯的矿物，应该是风化时产生的一种特殊集合体。

雄 黄

别名：黄金石，熏黄，腰黄，雄精，石黄。

来源：为单斜晶系的硫化砷矿石，此矿石常分布于泥板岩或千叶岩中，常与灰锑矿、砒石、铅矿、银矿、金矿等

共生。

成分：为二硫化砷（As_2S_2），含砷约75%，硫24.9%，及其他杂属少许。

性味：味辛苦，性温，有毒。

功能：燥湿解毒、杀菌、止痒。

主治：疟疾寒热、伏暑泻利、虫疾腹痛、疥癣恶疮、虫蛇咬伤等症。

著名方剂

煮黄丸：治胁下痞癖及伤饮食：雄黄一两，巴豆五钱同研，入白面二两，滴水为丸，梧子大，每服廿四丸，浆水煮三十沸，入冷浆水澄冷吞下，以利为度，如神。（保命集）

雄黄解毒丸：治急喉痹极危险症：明雄黄、川郁金各一两，巴豆十四粒（去壳去油），共研细末，醋煮面糊如绿豆大，每服七丸，茶清送下，去痰涎立效。（重楼玉钥）

疟疾寒热：用雄黄七分，砒石五分，巴豆七粒，共为末，端午日午时为丸，如麻子大，三阴疟贴额中，余男左女右。（中国医学大辞典）

恶疮及虫蛇咬伤等症：用雄黄、明矾各等分，研末涂患处。（外科金鉴）

疔疮恶毒：雄黄、蟾酥各五分为末，葱蜜捣丸小米大，以针刺破疮顶，用药插入。（积德堂方）

白秃头疮：雄黄、猪胆汁和敷之。

疯犬咬伤：雄黄五钱，麝香二钱，研末，酒下，作二服。（救急良方）

文献探索

吴普说："雄黄产山之阳，是丹之雄所以名雄黄也。"

苏恭说："出石门者名石黄，亦是雄黄，而通名黄金石，石门者为劣耳，恶者名熏黄，止用熏疮疥，故名之。"

硫化物类药物

陈藏器说:"今人敲取石黄中精明为雄黄,外黑者为熏黄,雄黄烧之不臭,熏黄烧之则臭,以此分别。"

甄权说:"雄黄者金之苗也,故南方近金坑冶处时有之,但不及西来者真好耳。"但寇宗奭又提出相反的意思,说"非金苗也","有金窟处无雄黄"。李时珍也说:"雄黄入点化黄金用,故名黄金石,非金苗也。"至于产地,《别录》说:"生武都山谷,敦煌山之阳,采无时。"陶弘景说:"武都氐羌也,是为仇池,宕昌亦有之,小劣。敦煌在凉州西数千里,近来纷扰,皆用石门,始兴石黄之好者耳,凉州黄好者作鸡冠色,不臭而坚实,其黯黑及虚软者,不好也。"

苏恭说:"宕昌、武都者为佳,块方数寸,明澈如鸡冠,或以为枕,服之辟恶,其青黑坚者,不入药用,贞观年中,以宕州新出有得方数尺者,但重脆不可全致之耳。"

《抱朴子》说:"雄黄当得武都山中出者,纯而无杂,其赤如鸡冠,光明晔晔者始可用,其他纯黄似雌黄,色无光者,不任作仙药,可合理病药耳。"

苏颂说:"今阶州及武都山中有之,形块如丹砂,明澈不夹石,其色如鸡冠者真,有青黑色而坚者名熏黄,有形似真而气臭者名臭黄,并不入服食,只可疗疮疥,其臭以醋洗之便去,足以乱真,尤宜辨,又阶州接西戎界,出一种水窟雄黄,生于山岩中有水流处,其石名青烟石、白鲜石,雄黄出其中,其块大者如胡桃,小者如粟豆,上有孔窍,其色深红而微紫,体极轻虚而功用最胜、丹灶家尤贵重之。"

《丹房镜源》说:"雄黄千年化为黄金,武都者上,西番次之,铁色者上,鸡冠次之,以沉水银脚铁末上拭了,旋有黄衣生者为真。"

上面这些记载把雄黄的产地、性状、颜色、真假、良恶等等都叙说得非常细致、具体,丰富了后来使用雄黄者的鉴

丹药本草

别知识,且一致认为以块大、色泽明泽如鸡冠大,不臭者为雄黄,黯黑及虚软而臭者为熏黄,其服用法孙思邈说"凡服食武都雄黄须油煎九日九夜乃可入药,不耳有毒,慎勿生用"。李时珍说,"一法用米醋入萝卜汁煮干用良"。《抱朴子》饵法"或以蒸煮或以硝石化为水,或以猪脂裹蒸之于赤土下,或以松脂和之,或以三物炼之,引之如布,白如冰。服之,令人长生,除百病,杀三虫,伏火者,可点铜成金,变银成金,为炼丹家常有和之品",甄权说"雄黄能杀百毒、辟百邪、杀蛊毒,人佩之,鬼神不敢近,入山林,虎狼伏,涉川水,毒物不敢伤"。《抱朴子》云:"吴楚之地,暑湿郁蒸,多毒虫及射工、沙虱之类,但以雄黄,大蒜等分,合捣一丸佩之,或已中者,涂之亦良。"寇宗奭说:"焚之蛇皆远去。"

《周礼》"用五毒之药以注疮,恶肉破骨则尽出",说明了其腐蚀作用不弱。《杨亿笔记》载:"杨嵎少时有疡生于颊,连齿辅车,外肿若覆瓯,内溃出脓血,痛楚难忍,百疗弥年不瘥,人令依郑法烧药注之,少项,朽骨连牙溃出,遂愈,信古方攻病之速也。"这是砷能腐蚀牙神经的具体表现,西人用砷剂死神经的方要比中国晚得多。

李时珍说:"雄黄乃治疮杀毒要药,而入肝经气分,故肝风、肝气、惊痫、痰涎、头痛眩晕、暑疟泻痢、积聚诸病,用之皆有殊功,又能化血为水,而方士乃炼制服饵,神异其说,被其毒者多矣。"

洪迈《夷坚志》载:"虞雍公允文,感暑痢,连月不瘥,忽梦至一处,见一人如仙官,延之坐,壁间有药方,其辞云,暑毒在脾,湿气连脚,不泄则痢,不痢则疟,独炼雄黄,蒸饼和药,甘草作汤,别法治疗,医者大错。公依方用雄黄水飞九度,竹筒盛,蒸七次,研末,蒸饼和丸,梧子大,每甘草汤下七丸，日三服，果愈。"此方虽涉迷信，但用药颇明至理，故引用之，盖吾国古人每受假托神权，此方亦未例外。

雌 黄

别名：砒黄，昆仑黄，黄安。

来源：属单斜晶系，为硫化砷的矿石，其成因多由升华凝结而成，或由于温泉的沉积而成，也有由雄黄及淡红银矿、硫砷铜矿等暴露日久，受空气及日光的作用变化而成，常与雄黄、自然砷等矿共生，多产于黏土质地段及火山喷口近旁，人工制造者系以雄黄与硫黄经加热炼制而成。

成分：为三硫化二砷（As_2S_3），不纯者尚含有三硫化二锡（Sb_2S_3）、二硫化铁（FeS_2）、二氧化硅（SiO_2）等杂质。

性味：味辛，性平，有毒。

功能：燥湿、解毒、杀菌、止痒、生肌、长肉。

主治：心腹冷痛、肺劳咳嗽、癫痫虫疾、疥癣恶疮、阴疮下疳、风毒、瘰疬、虫蛇咬伤等症。

著名方剂

雌黄丸：治小儿癫痫，雌黄、黄丹各一两，麝香一钱，研为细末，拌令极匀，用牛乳汁五合，熬成膏，入前药末，杵丸如绿豆大，每服三丸，温开水下，日三次。（直指方）

妇人久冷，血气攻心，痛不止：以叶子雌黄二两（研细），醋一升（蒸浓）和丸如小豆大，每服十五丸，醋汤下。（圣惠方）

肺痨咳嗽：雌黄一两，入瓦合内、不固济坐地上，以火焙之，厚二寸，以炭一斤，镞定，顶火煅，三分去一，退火出毒，为末，糖酥和丸，粟米大，每日空心杏仁汤下三丸。（斗门方）

丹药本草

牛皮顽癣：雌黄粉入轻粉和猪脂敷之。（直指方）

乌癞虫疮：雌黄粉、醋和鸡子黄调涂之。（圣惠方）

虫蛇咬伤：雌黄研末敷之。（验方）

停痰在胃，喘息不定，呼吸欲绝：雌黄一两、雄黄一钱为末，化蜡丸弹子大，每服一丸，夜半时，投热糯米粥中食之。（济生方）

太乙神精丹：治客忤霍乱、腹痛胀满、尸疰恶气、癫狂鬼语、蛊毒妖魅、温疟，一切恶毒，无所不治。

雌黄、雄黄、丹砂、曾青、硝石各四两，金牙二两半，上六味各捣，绢下筛，其雌黄、雄黄、丹砂三味以碱醋浸之，曾青好酒于铜器中渍，纸密封讫，日中曝百日，经忧急五十日亦得，无日以火暖之，然后各研如细粉，以碱醋拌，使干湿得所，内土釜中以六一泥固济，勿令泄气，干后安铁环施脚高一尺五寸，置釜土，以渐放火，初放火，取热炭两称，各长四寸，置釜上，待三分二分尽即益，如此三度，尽用熟火，然后用益生炭，其过三上熟火已，外皆需加火渐多，及至三伏时，其火已欲近釜，即便满就釜下益炭，经两度即罢火尽极冷，然后出之，其药精飞化凝著釜上，五色者上，三色者次，一色者下，虽无五色，但色光明皎洁如雪最佳，如飞上不尽，更令予火如前，以雄鸡翼扫取。（千金方）

文献探索

《别录》说："生武都山谷，与雄黄同山生，其阴山有金，金精熏则生雌黄，采无时。"

陶弘景说："今雌黄出武都仇池者，谓之武都仇池黄，色小赤，出扶南林邑者，谓之昆仑黄，色如金，而似云母甲错，画家所重，既有雌雄之名，又同山之阴阳，合药便当以武都为胜，仙经无单服法，唯以合丹砂，雄黄飞炼为丹尔，金精是雌黄，铜精是空青，而服空青反胜于雌黄，其义难了。"

硫化物类药物

雷敩说："雌黄一块重四两，拆开得千重，软如烂金者佳，其夹石及黑如铁色者，不可用。"

独孤滔《丹房镜源》说："背阴者，雌黄也，淄城者，即黑色，轻干如焦锡块，臭黄作者，硬而无衣，试法，但于甲上磨之，上色者好，又烧熨斗底以雌划之，如赤黄线一道者好，舶上来如喷血者上，湘南者次之，青者尤佳，叶子者为上，造化黄金，非此不成，亦能柔五金，干汞，转硫黄，伏粉霜，又云雄黄变铁，雌黄变锡。"《土宿本草》说："阳石气未足者为雌，已足者为雄，相距五百年而结为石，造化有夫妇之道故曰雌雄。"

李时珍说："雌黄、雄黄同产，但以山阴山阳受气不同分别，故服食家重雄黄，取其得纯阳之精也，雌黄则兼有阴气故尔。若夫治病，则二黄之动亦髣髴，大要皆取其温中、搜肝、杀虫、解毒、祛邪焉尔。"

上面各家对于雌黄的产地、品质真假、用途等等方面都做出了充分说明，如能"柔五金、干汞、转硫黄、伏粉霜"，都表示了雌黄能与汞化合，又"雌黄见胡粉则黑"，胡粉就是铅粉，说明雌黄见铅也会变黑，这些都是雌黄鉴别的很好途径，"但于甲上磨之上色者好，烧熨斗底以雌黄画之如赤黄线一道者好"，都是辨别雌黄的方法，这种试法是用热熔矿粉所成线条来做鉴定，雌黄易熔，故能画成熔化的线条，这种试法是比闭管升华法方便得多，矿物学上很可以操用一下，也是一种新的方法。

最为人所熟知的毒物大致要算砒霜居首要地位，在古代戏剧中演出毒杀事件时，戏中的角色总是利用砒霜，毒力之大可想而知。但是人们对砒霜的一位孪生兄弟"雌黄"的毒性却似乎没有多大的认识，甚至有人把它当做"仙丹"。汉朝时的张道陵，曾公开过一本秘籍叫做《黄帝九鼎神丹经

丹药本草

诀》，这本秘籍娓娓而谈，对雌黄不胜倾倒，因此对后来的点金、炼丹人影响很大。《九鼎神丹》中的第三丹叫"神丹"，所用的药物仅雌黄、雄黄两种，拿现在的观点来看，把这两种东西放在丹炉里来加热，炼来炼去，所获得的也只是雌黄和雄黄。因为它们在受热的时候是不会分解的，不分解便没有发生化学变化而变成其他药物的可能，但是如果原来的药物含有杂质的话，那愈炼愈纯，确也是可能的事。五代时的朱温，染上当时统治者的习气，也颇好服食丹药，有一位叫庞九经的道士拿雌黄给他服食，服食的日子一久，结果神仙没有做成，却生上头痛和背痛，然而这类惊心怵目的例子，并不易使人醒觉，因为雌黄能够"点金"，能点金的东西当然是"神丹"、"金丹"之类的至宝了。

古代所谓的"金"，性质异常庞杂，和今天的概念是有所不同的。五代轩辕述的《宝藏论》载有"金"十多种，其中有一种叫"雌黄金"。唐代孙思邈的《丹经》所载的"五金八石"也把雌黄列为五金之一，《铅汞甲庚至宝集成》所载的"金二十种论"也把金列为第二位，不用说它们的所谓"雌黄金"不过是一种铜合金罢了。根据现代人的试验，含砷的黄铜色泽确然是比一般黄铜好，且很像黄金的色泽，正因为这些缘故，所以雌黄的天生矿物又被人叫做了"黄金石"，因为雌黄是成片状而和云丹一样，所以又有了"四两雌黄，千层金片"的谚语流行，这说明了雌黄的形象像无数金叶积叠起来一样。

雌黄、雄黄成分均为硫化砷，其区别者仅是硫、砷分子的数目不同而已，同时二物的性质和效用也基本是一致，都具有杀虫、祛邪、解毒的作用，较之其他砷化合物不但毒性低而且疗效高，所以在临床上经常都有所使用，是一种极理想的砷化合物。雌黄为天然产出的三硫化砷，但也有用人工

硫化物类药物

制造出来的硫化砷。人工制雌黄法是用硫黄和雄黄加热后而生成的,其法是把雄黄硫黄二物先分别研末,混和后放入小陶罐中,再用铁盏仰盖口上,周围用盐泥固济,待干后将罐放在炉上扇旺火力(铁盏须装满清水),这样一来罐里的雄黄、硫黄就被熔解而起化学反应,变成三硫化砷升华冷凝在盏底,整个烧炼过程大约为五六小时,冷后开罐,即可见到红色的粉末附着在盏底,这种红色粉末即是雌黄(炼丹术中名"小灵丹"),反应式为 $As_2S_2 + S \longrightarrow A_2S_3$,在临床上多作为强壮补血的内服药。

礜 石

别名:立制石,青砂,鼠乡,白矾石,太白石,青介石,固羊石,石盐,泽乳。

来源:属斜方晶系,为毒砂的矿石,此矿石常与金、银、铅、锡矿以及黄铁矿、黄铜矿、闪锌矿、锌钴矿等相伴产于晶质岩中。

成分:为砷硫化铁(FeAsS)。

功能:燥寒湿、消冷积、劫痰疟、蚀恶肉、杀虫、毒鼠。

主治:积聚坚癖、疟疾寒热、风冷脚气,以及顽疮、恶疮、赘瘤、瘰疬等症。

著名方剂

疟疾寒热,脾脏肿大:用礜石研末为丸,如绿豆大,每服一粒开水送下,未效者量可稍增。(验方)

风冷脚气:白礜石煅二斤,酒三斗渍三日,稍稍饮之。(肘后方)

瘰疬赘瘤:礜石、白矾各等分,共研为末,用少许涂敷患处。(验方)

丹药本草

毒鼠：礜石研末和荞麦面做饼，置鼠洞口，鼠食则死。（验方）

文献探索

陶弘景说："白礜石，能柔金，以黄泥包，炭火烧之，一日一夕则解，可用，丹房及黄白术多用之。"

《说文》："礜，毒石也，出汉中，从石，与声。"

李时珍曰："礜石性气与砒石相近，盖亦其类也，古方礜石、矾石相混书，盖二字相似，故误耳，然矾石性寒无毒，礜石性热有毒，不可不审。"

《神农本草经》：寒热、鼠瘘、蚀死肌、风痹、腹中坚癖、邪气。

《名医别录》：除热明目、下气、除膈中热、止消渴、益肝气、破积聚痼冷、腹痛、去鼻中息肉，久服令人筋挛，火炼百日，服一刀圭，不炼服则杀人百兽。

《药性本草》：除胸膈间积气，祛冷湿风痹瘙痒积年者。

按：礜石具有强烈的腐蚀作用，现在临床很少用之，外用虽较安全，然用之不当，亦可侵袭肌肤，增加痛苦。

氯化类药物

戎 盐

别名：青盐，石盐，胡盐。

来源：属等轴晶系，为产于咸水湖中的一种盐，其生成系为古时含盐的湖泊中水分经过长时蒸发逐渐干涸，使盐质沉淀凝结，而与石膏、朵卤石等绊在一起深埋土中或露于地面。

成分：主要为氯化钠，此外还夹杂有氯化钾、氯化镁、氯化钙、硫酸钙及铁等。

功能：滋阴，降火，利尿，解毒，消炎，止血。

主治：目赤肿痛，淋疾癃闭，吐血衄血，齿舌血出等症。

著名方剂

戎盐汤：治小便不通：戎盐3克，茯苓24克，白术6克，水煎服。（金匮要略）

风热牙痛：戎盐500克，槐枝250克。水四碗，煎汁二碗煮盐至干，炒研，每服15克，日用揩牙洗目。（唐氏经验方）

风眼烂弦：戎盐化水点之。（普济方）

痔疮瘘疮：青盐120克，白矾120克。为末，猪尿脬一个盛之，阴干，每服15克，空心温水下。（赵氏经验方）

文献探索

《大明》说："西番所食者故名戎盐，羌盐。"苏恭说："戎盐即胡盐也，沙州名秃登盐，廓州名为阴土盐，生河岸山坂之阴土石间故名。"这是解释戎盐之名义，因其产自西戎故

丹药本草

名戎盐。

李时珍曰:"张杲《玉洞要诀》说,赤戎盐出西戎,禀自然水土之气,结而成质,其地水土之气黄赤,故盐亦随土气而生,味淡于石盐。力能伏阳精,但于火中烧汁,红赤,凝定,色转益者,即真也,亦名绛盐,抱朴子书有作赤盐法。又岭南一种红盐,乃染成者,皆非真红盐也。又《丹房镜源》云,蛮盐可伏雌雄,红盐为上。"这里所说需用则是赤盐为上,不取青盐者,是炼丹家所需要者是以赤盐为胜,而医家所需用者则是以青盐为胜也。

独孤滔说:"戎盐,赤黑二色能累卵,干汞,制丹砂。"也不取用青盐。

卤　碱

别名:卤盐,石碱。

来源:为氯化物类的一种矿物。

成分:为二氯化镁($MgCl_2$),此外尚杂有氯化钠,微量的锂、铝、锰等元素。

性味:味苦,性寒,无毒。

功能:解热、除烦、止呕、明目、泻下。

主治:热性病发热狂躁,腹胀便秘,气喘,口渴,呕逆等症。

著名方剂

风热赤眼,虚肿涩痛:卤碱一升,青梅二十七个,古钱二十一文,新瓶盛,密封,汤中煮一炊时,三日后取点,日三五度。(圣惠方)

齿龈腐烂,不拘大人小儿,用上好碱土,热汤淋,石器煮干刮下,入麝香少许,研,渗之。(宣明论)

氯化类药物

文献探索

各家学说对卤碱和卤盐的认识意见分歧,莫衷一是。李时珍谓:"凡盐未经滴去苦水,则不堪食,苦水即卤水也。卤水之下,澄盐凝结如石者,即卤碱也。"认为卤碱是盐的苦水凝结而成。苏颂谓:"并州人刮碱煎炼,不甚佳,即卤碱也。"他的说法则认为刮碱煎炼者为卤碱,两种说法不知孰对。以卤水凝结成盐则是没有什么问题的。现在河北、河南以此法提炼硝盐者颇多,最后则剩下卤水,如此则硝盐就颇似此处所说的卤碱。盐的苦水其主成分为氯化镁自属无疑,但天然产出者则往往是杂有氯化钠成分,我们的意见应以"刮煮炼者"名卤碱,以苦水凝结者名卤盐才合事实。

独孤滔"卤盐制四黄,作焊药,同硇砂罨铁,一时即软"的卤盐则应以"刮碱者炼"者为正确。

轻 粉

别名:水银粉,汞粉,腻粉,峭粉,水粉。

来源:为由水银,食盐,白矾等烧炼而成的制剂。

成分:为氯化亚汞(Hg_2Cl_2)。

性味:味辛,性冷,有毒。

功能:泻下,利尿,劫痰,攻毒,杀菌,止痒,生肌长肉。

主治:痰涎积滞,水肿蛊胀,大小便不通,以及疥疮顽癣,湿疹,梅毒,下疳,阴疮,瘰疬,风痒等症。

著名方剂

梅毒:轻粉9克研末,红枣去核,共捣烂,为丸一百粒。每日三次,每次一粒,土茯苓、甘草煎汤服。(验方)

阴疮下疳:轻粉1.5克,炉甘石,煅石膏各3克,冰片

丹药本草

1.5 克。共研末，调麻油搽。（验方）

小儿急惊，搐搦涎盛：轻粉、白丑牛（炒）各 3 克，粉霜 6 克，为末。每服一字，薄荷汤下，吐涎为效。（全婴方）

梅毒疮癣：汞粉、大枫子等分为末，涂之即愈。（岭南卫生方）

水气肿满：汞粉 3 克，乌鸡子（去黄），盛粉，蒸饼包之，蒸熟取出，苦葶苈（炒）3 克，同蒸饼杵丸，绿豆大，每车前汤下三五丸，日三服，神效。（医垒元戎）

牛皮恶癣：五更食灸牛肉一片，少刻以轻粉半钱，温酒调下。（直指方）

疽痈恶疮、杨梅诸疮：水银 30 克。朱砂、雄黄各 7.5 克，白矾、绿矾各 7.5 克研匀。罐盛灯盏盖定，盐泥固济，文武火炼，升罐口扫收，每以 9 克入乳香，没药各 1.5 克，共末，撒布太乙膏上贴之，绝效。方名五宝霜。（验方）

文献探索

轻粉又名峭粉，亦名腻粉。轻是言其质。峭是言状，腻是言其性，昔肖史与秦公炼飞云丹第一转即此，其升炼法已见前篇第一章，此处不再论。

寇宗奭说："水银粉下膈涎，并小儿涎潮，瘰疬药多用，然不常服及过多，多则损人，若兼惊则危，应慎之，盖惊为心气不足，不可下，下之里虚，惊气入心不可治，其人本虚，更须禁此，慎之至也。"古人已知道轻粉能下痰涎，且也知道心脏衰弱的人不可滥用下药以重竭其心脏，而李时珍则更掌握了轻粉特性，知道轻粉"轻飞灵变，化纯阴为燥烈，其性走而不守，善劫痰涎，消积滞，故水肿、风痰、湿热、毒疮被劫，涎从齿龈而出，邪郁为之暂开，而疾因之亦愈。若服之过剂或不得法，则毒气被蒸，即窜入经络筋骨，莫之能出，痰涎既去，血液耗亡，筋失所养，营卫不从，变为筋挛骨痛，发为痈肿疳瘘，或手足皲裂，虫癣顽痹，经年累月，遂成废痼，其害无穷，观丹客升炼水银，轻粉，鼎器稍失固济，铁石撼透，况人之筋骨皮肉乎。"观此也看出了李氏对于使用轻粉是如何的谨慎。

粉　霜

别名：水银霜，白雪。
来源：是由水银粉再烧炼而成的化合物。
成分：含氯化高汞（$HgCl_2$）。
性味：味辛，性温，有毒。
功能：下痰涎，消积滞，利水。
主治：同轻粉而力过之。

著名方剂

小儿燥渴，粉霜一字，小儿1.5克，莲花汤调下，冬月用莲肉。（保幼大全）

神白丹：治伤寒积热及风生惊搐，或如狂痫诸药不效者。粉霜30克，以白面18克和做饼子，炙熟同研轻粉15克，铅白霜7.5克，为末，清水丸，梧子大，每服十至十五丸，米饮下。（宣明方）

腋下狐臭：粉霜、水银等分，面脂和涂之。（圣济录）

文献探索

张元素说："粉霜，轻粉亦能洁净府。去膀胱中垢腻，既毒而损齿，宜少用之"。前人已体会到粉霜，轻粉同为氯化汞，同有利水、消积、劫痰作用，过用能产生口腔炎而波及牙齿，是古人使用粉霜，轻粉的经验积累，粉霜相当于西药中的"升汞"，升汞是强有力的消毒药，在1∶330000的浓度时就能制止炭疽杆菌繁殖，在1∶20000的浓度时就能杀灭杆

丹药本草

菌,故祖国医学中常将白降丹用于疔疮的内服和外用。

李时珍谓:"以汞粉转升成霜故曰粉霜。"

抱朴子说:"白雪,粉霜也。以海卤为匮,盖以土鼎,勿泄精华,七日乃成。要足阳气,勿为阴浸。憔姜、藕、地丁、河车可以炼之点化,在仙为玄壶,在人为精原,在丹为木精,在造化为白雪,在天为甘露"。说明用途的广大。

按:轻粉、粉霜的区别,详见拙作《中国炼丹术与丹药》。

硇 砂

别名:硵砂,北庭砂,气砂。
来源:属等轴晶系非金属盐类。
成分:为氯化铵(NH_4Cl)。
性味:味咸,苦辛,性温,有毒。
功能:祛痰,利尿,消坚,削积,去腐肉。
主治:咳嗽,咽痛,噎膈反胃,积块,疔毒恶疮,疣赘胬肉等症。

著名方剂

硇砂煎丸:治积块痃癖,一切凝滞:硇砂、木香各9克,黑附子二枚(各重15克以上,正坐妥者,炮炙,去皮脐,剜作瓮子),破故纸(隔纸微炒)、荜茇各30克,先将硇砂研末,清水一盏,徐徐化开,纳在瓮内,火上熬干研为末,置附子瓮内,用剜出附子末填盖口,和成白面裹之,约半指厚,慢炭火内烧至黄色,去面,同木香等研为细末,用原裹附子熟黄面为末,醋煮米糊为丸,如梧子大,每服15~30丸,生姜汤下。(卫生宝鉴)

硇砂膏:治痈疽肿毒、瘰疬疣痣:硇砂3克,石矿灰90

克（炒黄色），白丁香 9 克（炒黄色），黄丹 24 克，碱 500 克，研为极细末，水五碗，碱水煎作一碗，成膏。待冷，以药末入膏子和匀，存瓷器中，每用少许，敷于患处。（证治准绳）

硇砂散：治耳痔、耳蕈、耳挺等症。

硇砂 3 克、轻粉、雄黄各 0.9 克，冰片 0.15 克，研为细末，清水调浓，用谷草细梗，以齿咬毛，醮点患处。（验方）

服食硇砂丸：硇砂不计多少，入罐子内，上面更坐罐子一个，纸筋白土，上下通泥，上面罐子盛水，以苍耳子叶为末铺头盖底以火烧之，火尽旋添火，水尽随添水。从辰初起至戌一伏时住火勿动，次日取出研末。米醋面糊和丸，梧子大，每服四五丸，酒饮或米饮送下，并无忌，久服进食，无痰。（经验方）

噎膈反胃：平胃散 3 克，入硇砂、生姜各 1.5 克为末，沸汤送服 6 克，当吐出黑物如石，屡验。（集效方）

灵砂丹：治一切积痢：硇砂、朱砂各 7.5 克，为末，用黄蜡 15 克，巴豆仁三七粒（去膜），同入石器内，重汤煮一伏时，候豆紫色为度，去二七粒，止将一七粒同二砂研匀，熔蜡和收，每旋丸绿豆大，或三丸五丸，淡姜汤下。（本事方）

喉痹口噤：硇砂、马牙硝等分研匀点之。（圣济总录）

疔疮肿毒：好硇砂、雄黄等分，研，以银针破疮口，挤出恶血，安药如豆一粒入内。纸花贴住即效，毒气入腹呕吐者，服护心散。（瑞竹堂经验方）

蚰蜒入耳：硇砂、胆矾等分为末，每吹一字，虫化为水。（圣济总录）

文献探索

苏恭说："硇砂出西戎，形如牙硝光净者良"。又说，"不宜多服，柔金银，可为焊药。"

苏颂说："今西凉，夏国及河东、陕西近边州郡亦有之，

丹药本草

然西戎来者颗块光明。大者有如拳。重三五两。小者如指，而入药最紧。边界出者，杂碎如麻豆粒，又夹砂石，用之须水飞澄去土石讫，亦无力，彼人谓之气砂。"这是说以大者如拳，小者如指的颗块光明硇砂，为最合药用条件。

抱朴子说："伏硇药甚多，如海螵蛸、牡力、晚蚕砂、羊髑骨、河豚、鱼胶、鱼腥草、萝卜、独帚、卷柏、羊蹄、商陆、冬瓜、羊踯躅、苍耳、乌梅"。远在晋朝时就体会了这一系列药物都有伏硇作用，这是从炼丹术中体验出来的光辉成果。

苏颂又说："西土人用淹肉炙以当盐。"硇砂有番硇、盐硇两种，此处所说"炙以代盐"的硇砂当是盐硇的一种，唯以硇砂代盐总觉不合理想，或许彼地不产盐而以此代替品耳。

寇宗奭说："金银有伪，投硇砂锅中，则伪物尽消化。"这是以硇砂来鉴别金银真伪的办法，颇值一试。

张杲《玉洞要诀》云："北庭砂秉阴石之气。含阳毒之精，能化五金八石，去秽益阳，其功甚著。力并硫黄。"

独孤滔《丹房镜源》说："硇砂性有大毒，为五金之贼，有沉冷之积，则可服之，疾减便止，多服则成壅塞痈肿。"二说甚明，而唐宋医方乃有单服之法（硇砂丸），盖欲借其助阳以纵欲，而不虑其损阴以发祸，唐慎微已将此方收入《证类本草》，但用之须慎。

刘伯温《多能鄙事》中有点铜器物法："硇砂、寒水石各五钱，金绿矾二钱，胆矾三钱，上共为细末，以青盐水调和，先将铜器用绿矾和盐水涂一次，火上烧之，凡涂三次，去上药，令干，再掘地作一坑，用炭火烧令红，以醋沃之。乃入铜器于内，以醋糟盖其上，仍掩以土，半月出之，洗干用黄蜡揩，自有诸般颜色。"铜器照这样处理加工后，表面上即呈现出各式各样的花纹出来，这就是硇砂能柔金的作用。

氯化类药物

李时珍说："硇砂亦消石之类。乃卤液所结，出于青海，与月华相射而生，附盐而成质，虏人采取，淋炼而成，状如盐块，以白净者为良。其性至透，用黝罐盛，悬火上，则常干。或加干姜同收亦良，若近冷及得湿，即化为水或渗失也。"李氏这一记载把硇砂的来源、形态、产地、优劣、贮藏等等方面都做出了具体介绍，使后来读者得到不少识药和用药的常识，尤以放硇砂处须干燥而不能近湿，否则会自化成水或渗失的提示尤为宝贵。

硇砂的祛痰作用极强，故西药中把它列入在祛痰剂，我国在很早以前就已经有了记载，如唐本草的"疗咳嗽，宿冷"，本草拾遗的"治痰饮、喉中结气"，是与现代医学的用氯化氨治急慢性气管炎、喉头炎的痰涎壅塞相一致

李时珍本草纲目载："硇砂大热有毒之物、噎膈反胃、积块内癥之病，用之则有神效，盖此疾起于七情、饮食所致，痰气郁结，遂成有形，妨碍道路，吐食痛胀，非此物化消，岂能去之，其性善烂金银铜锡，疱人煮硬肉，入硇砂少许即烂。"由此看来硇砂除有祛痰效用外又有削坚、消积、去死肉的作用，本品在外科中的用途亦多，尤以起腐蚀作用的降丹群中用得特多。在黄白术中亦属要药，尤以"硇砂点红铜则铜变为白"例子为突出。

绿　盐

别名：盐绿，石绿。

来源：为氯化物类的一种矿石，属斜方晶系。

成分：为氯化铜（$CuCl_2 \cdot 2H_2O$）。

性味：味咸，苦，辛，性平，有毒。

功能：杀菌，防腐，收敛，制泌。

主治：目赤肿痛，多泪羞明，目瘴翳膜，小儿疳疾等症。

著名方剂

目昏暗赤涩多泪：绿盐0.3克，葳蕤仁30克（汤浸去皮），一处研熟，入好酥0.3克，更研令匀，每夜卧时，取麻子大点之。（圣惠方）

眵赤眼痛：绿盐0.3克，蜜15克，于蚌蛤内相和，每夜卧时浆水洗目，炙热点之。能断根。（圣济方）

文献探索

苏恭说："绿盐出焉耆国，水中石下取之，状若扁青，空青，为眼药之要，今人以光明盐、硇砂，赤铜屑酿之为块，绿色以充之。"

李珣说："出波斯国，生石上。舶上将来谓之石绿，装色久而不变，中国以铜醋造者，不堪入药，色亦不久。"

李时珍说："方家言波斯绿盐色青，阴雨中干而不湿者为真。又造盐绿法：用熟铜器盛取浆水一升，投青盐一两于内，浸七日取出，即绿色，以物刮末，入浆水再浸七日或二七取出，此非真绿盐也。"

按照上面这些说法，把天然绿盐和人造绿盐做出了显著鉴定，据有关方面研究，对绿盐的认识归纳起来有两种不同的认识，一认为斜方晶系的绿铜矿石，成分为氯化铜（$CuCl_2 \cdot 2H_2O$），一认为是属于孔雀石类，成分为碱式碳酸铜[$CuCO_3 \cdot Cu(OH)_2$]，但从古代制造绿盐的方法来看，则显然是铜，食盐、酸起化合作用后所产生的绿色物即为氯化铜。氯化铜是一种有毒物质，内服后能刺激胃黏膜引起呕吐、腹痛的副作用，吸收入体内时能破坏血球和肝功能。一般忌用铜器烹饪食物的提示，也是避免食物中混入了氯化铜。本品除了重点用在眼科方面外，在颜料中也非常需要，中国国画中的青绿山水久不褪色者，就是借重此物。

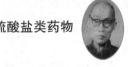

硫酸盐类药物

胆 矾

别名：石胆。

来源：为三斜晶系硫酸铜矿石、此矿石多由硫化铜矿受氧化分解而成，常产于燥区域的氧化带中，现在多为人工制成。

成分：为含水硫酸铜（$CuSO_4 \cdot 5H_2O$）。

功能：催吐、杀虫、收敛，防腐。

主治：风痰喉痹，食物中毒以及风眼赤烂，下疳阴疮，狂犬咬伤等症。

著名方剂

二圣散：治喉痹喉风：鸭嘴胆矾7.5克，白僵蚕15克研末，每以少许吹之，立吐痰涎。（济生方）

老小风痰：胆矾末3克，小儿一字，温醋汤调下，立吐出涎便自醒。（谭氏小儿方）

风眼赤烂：胆矾9克，烧研泡汤自洗。（明目经验方）

走马牙疳：北枣一枚去核，入鸭嘴胆矾，纸包煅赤出火毒，研末敷之追涎。（杨起简便方）

腋下狐臭：胆矾半生半熟，入腻粉少许为末，每用1.5克，以自然姜汁调涂，十分热痛乃止。数日一用，以愈为度。（黎居士简易方）

杨梅毒疮：胆矾、白矾、水银各三钱半，研不见星，入香油、津唾各少许，调匀，坐帐内，取药涂两足心，以两手

丹药本草

心对脚心摩擦良久，再涂再搽，尽即卧，汗出，或大便去垢，口出秽涎为验。每一次，强者用四钱，弱者二钱，连用三日，外服疏风散，并澡洗。（刘氏经验方）

文献探索

《别录》说："石胆生秦州羌道山谷大石间，或羌里句青山，二月庚子、辛丑日采，其为石也，青色多白文，易破，状似空青，能化铁为铜，合成金银。"

陶弘景说："仙经时用，俗方甚少，此药殆绝，今人时有采者，其色青绿，状如琉璃而有白文，易破折，梁州、信都无复有，俗乃以青色矾当之，殊无髣髴。"

苏恭说："此物出铜处有之，形似曾青，兼绿相间，味极酸苦，磨铁作铜色，此是真者，出蒲州虞乡县东亭谷窟及薛集窟中，有块如鸡卵者为真，陶云似琉璃者乃绛矾也，比来人亦以充之，又以醋揉青矾为之，并伪矣。"

苏颂说："今唯信州铅山县有之，生于铜坑中，采得煎炼而成，又有自然生者，尤为珍贵、并深碧色……石胆最上出蒲州，大者如拳，小者如桃栗，击之纵横解皆成叠文，色青，见风久则绿，击破其中亦青，其次出上饶，曲江铜坑间者粒细，有廉棱，如钗股、米粒。本草言伪者，以醋揉青矾为之，全不然，但取粗恶石胆合消石消溜而成之，块大色浅，浑浑无脉理，击之则碎，无廉棱者是也"。

胆矾性味"味极酸苦"是唐朝以前就知道的事实，与现在矿物学上所说的完全一样。而"磨铁作铜色"的说法在矿物学上还没有见到记载，但可以作为鉴定特征的一个方法（所说的"青"正是现在所说的"蓝"，英文名 blue vitriol，所说"像曾青"就是指的板状的晶体，有三组不完全解理，打开时就呈所谓"叠文"，更有"粒细有廉棱，如钗股、米粒"的记载）。前人不仅知道它的性质，而且也知道了用人

硫酸盐类药物

工制造的方法,如北宋沈括《梦溪笔谈》载的"信州铅山有苦泉,流以为涧,挹水熬之,则成胆矾……釜久之亦化为铜",用人工精制法,在苏颂《图经本草》也有记载"但取粗恶石胆合消石销溜而成之……"所以加硝石来煮的原因,可能是减少它的溶解度,使容易晶出的缘故。

《玉洞要诀》说:"石胆,阳石也,出嵩岳及蒲州中条山,禀灵石异气,形如琴瑟,其性流通,精质如石,能化五金,变化无穷。"说明了石胆在炼丹术中所起的作用。

周密《齐东野语》载:"密过南浦,有老医授治喉痹急速垂死方,用真鸭嘴胆矾末,醋调灌之,大吐胶痰数升即瘥,临汀一老兵妻苦此,绝水粒三日矣,如法用之即瘥,屡用无不立验,神方也。"

周必大《阴德录》云:"治臌胀及水肿效方,有用蒲州,信州胆矾,明亮如翠琉璃,似鸭嘴者,米醋煮,以君臣之药服之,胜于铁沙、铁蛾,盖胆矾乃铜之精液,味辛酸,入肝胆,制脾块故也。安城魏清臣,肿科黑丸子,消肿甚妙,不传,即用此者。"

李时珍说:"出蒲州山穴中,鸭嘴色者为上,俗呼胆矾,出羌里者,色少黑,次之,信州又次之,此物乃生于石,其经煎炼者,即多伪也,但以火烧之成汁者,必伪也,涂于铁及铜上烧之红者,真也,又以铜器盛水,投少许入中,即不青碧,数日不异者,真也。"此文对于胆矾产地、优劣、真伪都做了扼要的评述,给后来认识石胆指出了明确的方向。

按:石胆能与蛋白质结合而生不溶性的蛋白化合物而沉淀,故其浓溶液对局部黏膜有腐蚀作用,稀溶液则有收敛制泌作用,内服后,因其能刺激胃壁知觉神经,经反射至延髓呕吐中枢,则会引起反射性呕吐,故为催吐良药,他种催吐药或使吐太久,常使脑部呈不安状态,唯胆矾则可避免此弊,

丹药本草

故为极理想的涌吐药,其他用处亦多。

远在《神农本草经》中就有了石胆的记载,这说明我国在秦汉时即将石胆应用在医药上,但当时所用的石胆多是天然产的,不仅质地不纯而且产量也很有限,以后随着炼丹术的发展,遂逐渐掌握到用人工制造的方法,如《道藏》温字号狐刚子《九鼎神丹秘诀》中就有假别药作石胆法,它的方法是"青矾石二斤,黄矾一斤,白山脂一斤,大铁锅销铄使沸,即下曾青末二斤,急投搅泻,做出铤,成好石胆",青矾是硫酸亚铁,黄矾是硫酸高铁,白山脂为一种黏土,曾青为碱式碳酸铜,这样经过加热后则生如下反应:

$$Fe_2(SO_4)_3 + 6H_2O \rightleftharpoons 2Fe(OH)_3 + 3\underset{硫酸}{H_2SO_4}$$

$$3H_2SO_4 + 2\underset{曾青}{CuCO_3 \cdot Cu(OH)_2} \longrightarrow 3\underset{硫酸铜}{CuSO_4} + 2\underset{二氧化碳}{CO_2} + 4\underset{水}{H_2O}$$

这种制法,虽然不同于现代用金属铜加硫酸的结晶来得简便和能大量生产的优点,但也能得到比较纯洁的产品,并且也较天然产品有了进步。

石 膏

别名:细理石,寒水石,冰石,白虎。

来源:为单斜晶系软石膏的矿石,其生成多由硫化物分解后所生的硫酸与含钙矿物作用而成。或由硬石膏吸收水分而得。

成分:为含水硫酸钙($CaSO_4 \cdot 2H_2O$),煅者为脱水硫酸钙($CaSO_4$)。

性味:味甘辛,性寒,无毒,心力衰竭人,忌服大量,因血内钙离子浓度过高时,则起抑制心脏的作用。

功能:解热镇痉,消炎退火,除烦止渴。

主治：各种热性病亢进期头痛，发热，烦躁，口渴，痉挛，抽搐，谵语发狂，以及中暑自汗，肺热喘咳，口齿咽喉肿痛等症。煅者有收敛制泌之效，能治溃疡、湿疹、火伤、出血等症。

著名方剂

白虎汤：治伤寒阳明证汗出，渴欲饮水，脉洪大浮滑，不恶寒，反恶热，及中暍烦热而渴，石膏一斤（碎、绵裹），知母六两，甘草二两（炙），粳米六合，清水一斗，煮米熟汤成，去渣，温服一升，每日三次。（伤寒论）

竹叶石膏汤：治伤寒胃虚而热。烦渴作呕，竹叶二把，石膏一斤，半夏半升（汤洗），人参二两，炙草二两，粳米半升，麦门冬（去心）一升，清水一斗，煮取六升，去滓，纳粳米煮，米熟汤成，去米，温服一升，一日三次。（伤寒论）

玉女煎：治阴虚胃火牙痛，石膏9克，熟地15克，麦冬6克，知母、牛膝各4.5克，水煎服。（景岳全书）

红玉散：治诸疮：煅石膏15克（煅），炒黄丹4.5克，研极细末掺之。（证治准绳）

拔毒散：治热毒丹肿，游走不定：生石膏、寒水石各120克，黄柏、甘草各60克，研为细末，新汲水调涂。（证治准绳）

桃花散：提脓、拔毒、生肌、收口。治痈疽疮疡，溃后脓水淋漓，口不收敛，煅石膏60克，轻粉30克，铅丹15克，冰片1.5克，研极细末，掺于疮口，外用膏贴，外皮破碎者，以此敷之，立能结皮。（马氏方）

胃火牙痛：软石膏30克，火煅，淡酒淬过，为末，用防风、荆芥、细辛、白芷各1.5克为末，日用揩牙，甚效。（保寿堂方）

骨蒸痨病，外寒内热，附骨而蒸：其根在五脏六腑之中，必因患后得之，骨肉日消，饮食无味，或皮燥而无光，蒸盛

丹药本草

之时，四肢软细，足趺肿起：石膏300克，研细如乳粉，水和，服方寸匕，日再，以身凉为度。（外台秘要）

文献探索

《别录》说："石膏生齐山山谷及齐庐山、鲁蒙山，采无时，细理白泽者良，黄者令人淋。"

陶弘景说："二郡之山，即青州，徐州也，今出钱塘县，皆在地中，雨后时时自出。取之如棋子，白彻最佳，彭城者亦好，近道多有而大块，用之不及彼也，仙经不须此。"

苏恭说："石膏，方解石大体相似，而以未破为异，今市人皆以方解石代石膏，未见有真石膏也，石膏生于石旁，其方解不因石而生，端然独处，大者如升，小者如拳，或在土中，或生溪水，其上皮随土及水苔色，破之方解，大者方尺，今人以此为石膏，疗风去热虽同，而解肌发汗不如真者。"

《大明》说："石膏通亮，理如云母者上，又名方解石。"

雷敩说："凡使勿用方解石，方解须白不透明，其性燥，若石膏则出剡州若山县乂情山，其色莹净如水精，性良善也。"大明误以方解石为石膏，雷敩已有纠正说明，苏恭对石膏、方解已有了正确认识，同时并指出了方解石的"疗风去热虽同，而解肌发汗不如真者"的不同作用。

苏颂说："今汾孟虢耀州兴元府亦有之，生于山石上，色致莹白，与方解石肌理形段刚柔绝相类，今难得真者。用时唯以破之，皆作方棱者为方解石，今石膏中时时有莹澈可爱，有纵理而不方解者，或以为石膏。然据本草，又似长石，或又谓青石间往往有白脉贯彻，类肉之膏肋者为石膏，此又本草所谓理石也，不知石膏定是何物，今且依市人用方解石尔。"

阎孝忠说："南方以寒水石为石膏，以石膏为寒水石，正与汴京相反，乃大误也，石膏洁白坚硬有墙壁，寒水石则软

硫酸盐类药物

烂,以手可碎,外微青黑,中有细纹,又一种坚白全类石膏,而敲之成方者,名方解石也。"

陈承说:"陶言钱塘山中,雨后时自出,今钱塘人凿山取之甚多,捣作齿药货用,浙人呼为寒水石,入药最胜他处者。"又是石膏、寒水混称的一例。

朱丹溪说:"本草药之命名,多有意义,或以色,或以形,或以气,或以质,或以味,或以能,或以时是也,石膏固济丹炉,苟非有膏,岂能为用,此盖兼质与能而得名,昔人以方解为石膏误矣。石膏味甘而辛,本阳明经药,阳明主肌肉,其甘也,能缓脾益气,止渴去火,其辛也,能解肌出汗,上行至头,又入太阴、少阳。彼方解石只有体重、质坚、性寒而已,求其有膏而可为三经之主治者焉在哉。"此处将石膏、方解石的形性、功能、归经,主治等都做出了有力的分析,使后人能分辨出两者的不同处。

李时珍说:"石膏有软硬二种,软石膏大块,生于石中,作层如压扁米糕形,每层厚数寸,有红白二色,红者不可服,白者洁净,细纹短密如束针,正如凝成白蜡状,松软易碎,烧之即白烂如粉,其中明洁,色带微青,而文长细如白丝者,名理石也,与软石膏乃一物二种,碎之则形色如一,不可辨矣。硬石膏作块而生直理,起棱如马齿坚白,击之则段段横解,光亮如云母、白石英,有墙壁,烧之亦易散,仍硬不作粉。其似硬石膏成块,击之块块方解,墙壁光明者,名方解石也。烧之则烃散亦不烂,与硬石膏乃一类二种,碎之则形色如一,不可辨矣。自陶弘景、苏恭、大明、雷敩、苏颂、阎孝忠等皆以硬者为石膏,软者为寒水石,至朱震亨始断然以软者为石膏,而后人遵用有验,千古之惑始明矣,盖昔人所谓寒水者,即软石膏也,所谓硬石膏者乃长石也。石膏、理石、长石、方解石四种性气皆寒,俱能去大热结气,但石

丹药本草

膏又能解肌发汗为异尔，理石即石膏之类，长石即方解之类，俱可代用，各从其类也，今人以石膏收豆腐乃昔人所不知。"

按：唐宋以前都未把石膏和方解石两物分别清楚，直至朱震亨时始毅然以软者为石膏，以硬者为方解，到明朝时李时珍才详如分辨，并分为软硬二种，性质不相同。据矿物学记载：软石膏即一般人所通称的石膏，为单斜晶系，成分为含水硫酸钙，常产于各岩层中成单独矿床，依其形状可分为三种：一、透石膏，为无色叶状结晶体，质密而透明；二、纤维石膏，呈白色束针状，微透明的结晶体，具绢丝光泽；三、雪花石膏，为细粒状块，色雪白，微透明。硬石膏为斜方晶系，成分为无水硫酸钙，常呈层状或伴石膏、岩盐成单独矿床，其区别点：软石膏性软，解理显著，遇酸不起泡沸，在闭管中热之有生水的特征，硬石膏则性较硬，解理常依矩形的三个方向，遇酸虽亦不起泡沸，但热之不生水分。至于石膏在古代临床上的辨异，李时珍则分析甚详。在这以前的陶弘景、苏恭、大明、雷敩、苏颂、阎孝忠等皆以硬者为石膏，软者为寒水石，到元朝时的朱震亨始断然以软者为石膏，而后人遵用亦验，千古疑案到此方始大白。盖古所说的寒水石即软石膏，所说的硬石膏即长石。石膏、理石、长石，方解石，四种的性气俱寒，俱能去大热结气，但石膏除"去大热结气"之外，又能"发汗解肌"的不同，因此石膏的古籍别名又叫做了细理石、寒水石，而《神农本草经》中的凝水石，唐宋以后的《本草》学家也把它称做了寒水石，这是应当加以纠正的。据陶弘景《名医别录》谓"凝石水色如云母可析者，盐之精也"记载，依近代有关方面研究认为，凝水石为单斜晶系，成分为硫酸镁、硫酸钾的复盐，所以软石膏和凝水石的别名虽都叫做寒水石，而实际上却是两种截然不同的矿物。另外对于昔人把长石当作硬石膏，以及认为长石

硫酸盐类药物

即方解石之类者是因为三者的性状都相近，故而有了混同，大家都知道，长石也属于硅酸盐类单斜晶系，为白色有珠光的石块，方解石是属于碳酸盐类三方晶系，为斜方六面体形状，破碎面作贝壳状，有光泽，所以不但长石与方解石有区别，即二者与硬石膏也是有区别的。石膏在炼丹术是专作封固之用，同时也用来稀释丹药。

朴　硝

别各：盐硝、皮硝。

来源：属单斜晶系、为一种硫酸盐类的矿物，天然产出的多见于干涸的湖底及其沿岸，常与石盐、泥土等相混合而生，河南、河北、江苏、安徽、山东、山西等省均有出产，芒硝为朴硝用萝卜煎汁溶化，澄凝后取其上面生芒如锋者，马牙硝为朴硝与萝卜汁煎化取其结晶在上面形如马牙者。

成分：主要为含水硫酸钠（$Na_2SO_4 \cdot 10H_2O$），此外尚杂有硫酸钙、硫酸铁、硫酸钾等。

性味：味苦咸，性寒，无毒。

功能：泻火、解热、润燥、软坚、泻下、利尿。

主治：热性病，腹胀满、大便不通，烦躁谵语以及黄疸、水肿，高血压、外用治咽喉、口齿、眼目诸疾。

著名方剂

大承气汤：治阳明实热症，肠中燥屎坚结，腹中满痛者：芒硝9克，大黄12克，枳实五枚，厚朴6克，煎服。(伤寒论)

碧雪：治一切积热，天行时疾，或咽喉肿痛，大小便不通者：朴硝、芒硝、马牙硝、硝石、石膏（水飞）、寒水石（飞）各一斤，以甘草一斤煎水五升，入诸药同煎，不停搅

丹药本草

动,令硝溶得所,入青黛一斤,和匀倾盆内,经宿结成雪,为末,每含咽或饮之,或水调服二三钱,欲通利则热水服一两。(和剂局方)

除碧雪外,句方中尚有紫雪、红雪(方略)均以朴硝为主药,因佐使药不同而功效各异。

潨州散:治水肿胀急,大便不通,大实大满者:大黄、丑牛头末、郁李仁各30克,芒硝、甘遂各15克,木香9克,白末,每服6克,生姜自然汁和如稀糊服。

风眼赤烂:明净皮硝一盏,水二碗煎化,露一宿,滤净澄清,朝夕洗目。三日其红即消,虽半世者亦愈也。(杨诚经验方)

喉痹肿痛:用朴硝30克,细细含咽之,立效。(外台秘要)

妇人难产:芒硝末6克,童子小便温服,无不效者。(信效方)

文献探索

《别录》说:"朴硝生益州山谷有碱水之阳,采无时,色青白者佳,黄者伤人,赤者杀人。"又曰:"芒硝生于朴硝。"

寇宗奭说:"朴硝是初采得一煎而成者、未经再炼,故曰朴硝、可以熟生牛马皮及治金银有伪。"过去硝马皮的作坊称硝坊、凡牛马皮等,投入一大土坑中、用石灰、碱水、朴硝一类东西浸渍加工,朴硝在这一操作中应当是起的碱化油脂作用、朴硝也可鉴别金银的真伪。

李时珍说:"消有三品、生西蜀者,俗呼川消,最胜;生河东者俗呼盐消,次之;生河北青、齐者,俗呼土消,皆生于斥卤之地,被人扫刮煎汁,经宿结成,状如末盐,犹有沙土猥杂,其色黄白,故《别录》云,朴消黄者伤人,赤者杀人,须再以水煎化,澄去渣脚,入萝卜数枚同煮熟,去萝卜倾入盆中,经宿则结成白消,如冰如蜡,故俗呼为盆消。齐、

硫酸盐类药物

卫之消则底多，而上面生细芒如锋，《别录》所谓芒硝者是也。川、晋之消则底少，而上面生牙如圭角，作六棱，纵横玲珑，洞彻可爱，《嘉祐本草》所谓马牙消者是也。状如白石英，又名英消，二消之底，则通名朴消也。"所谓"青白者佳，黄者伤人，赤者杀人"的说法，据有关方面研究，朴消成分主要为含水硫酸钠，其天然产出质地较纯者，则色呈青白，故谓色青白者佳；至于其色黄或赤者，盖因其含有许多有害杂质，服之则会伤害身体，因此一般必须经过加工，使其质地变成纯净后才能入药，经过澄去渣脚入萝卜同煮，通过溶化、过滤、再结晶而成精制品。精制朴消由于地区产况不一，其所形成的结晶体形状遂亦有了差异、名称也有了不同、故有芒硝、马牙消的称谓。在制作过程中，不但因为溶化过滤后，除去了朴消中所含杂质而使其制品纯洁，且其所用萝卜汁水又可减除其咸苦之味，增强了甘寒之性和清凉解热通便的作用，所以对于热性病的发热、便秘、腹胀、尿赤等症更奏其通便、利尿、解热、退火之效。"取芒硝、英消再三以萝卜煎练去咸味，即为甜消，以二消置之风日中吹去水气，则轻白如粉，即为风化消、以朴消芒硝、英消同甘草煎过，鼎罐升煅，则为玄明粉。"（李时珍）这是以一物而用种种不同的加工后遂有了种种的不同名称，唐宋诸人因不知诸消是由一物炼成遂谬猜乱度，漫无指归。《本草纲目》的消石正误条中，鉴别非常周到，可资参考。

绿　矾

别名：青矾，皂矾，煅者称绛矾，红矾。

来源：为单斜晶系含水硫酸亚铁的矿石，在矿物上名水绿矾，常产于氧化带以下富含黄铁矿半分解矿石的裂隙中，

丹药本草

并多与石膏及其他硫酸盐共生。

成分：为含水硫酸亚铁（$FeSO_4 \cdot 7H_2O$）。

性味：味酸，性寒，具腐蚀性。

功能：化痰、消积、燥湿、杀虫、止血、收敛、蚀恶肉。

主治：黄肿痞块、肠风下血、口疮喉痹、恶疮顽癣、疱疹、狐臭等症。

著名方剂

烂弦风眼：青矾火煅出毒，研细，泡汤，澄清，点眼并洗、亦治倒睫拳毛。（永类钤方）

喉风肿闭：皂矾500克，米醋1500克，拌匀晒干，研末吹之。痰涎出尽，用良姜末少许，入茶内漱口咽之即愈。（孙氏集效方）

肠风下血，积年不止，虚弱甚者，一服即效；绿矾120克。入砂锅内，新瓦盖之，盐泥固济，煅赤取出，入青盐、生硫黄各30克，研匀，再入锅中，固济，煅赤，取出去火毒，研，后入熟附子末30克，粟米粥丸，如梧子大，每空心米饮，温酒任下三十丸。（永类钤方）

白秃头疮：皂矾，楝树子烧研搽之。（普济方）

食劳黄疸，身目俱黄：青矾，锅内安炭煅赤，米醋拌，为末，枣肉和丸，梧桐子大，每服二三十丸，食后姜汤下。（救急方）

血症黄肿：皂矾120克，百草霜一升。炒面半升，为末。砂糖和丸，梧子大，每服三、四十丸，食后姜汤下。（郑时泰）

脾病黄肿方：青矾120克，煅成赤珠子，当归120克（酒醇浸七日，焙），百草霜90克，为末，以浸药酒打糊丸，梧子大，每服五丸至七丸，温水下。（活法机要）

酒黄水肿，黄肿，积病：青矾250克（醋一大盏，和匀，瓦盆内煅干为度）、平胃散、乌药顺气散各15克为末，醋煮

硫酸盐类药物

糊丸,梧子大,用酒或姜汤下二三十丸,不忌口,加锅灰。(赵原阳济急方)

痨虫,食土或生物:研绿矾末,猪胆汁丸,绿豆大,每米饮下五七丸。(保幼大全)

疮中生蛆:绿丸末掺贴,即化为水。(摘玄丸)

文献探索

苏颂说:"绿矾出隰州温泉县、池州铜陵县,并煎矾处生焉。初生皆石也,煎炼乃成,其形似朴消而绿色,取置铁板上,聚炭烧之,矾沸流出色赤如金汁者,是真也。沸定时汁尽,则色如黄丹。"这是绿矾经火煅后失去水分而成为硫酸高铁的证据。

苏恭说:"绿矾新出窟未见风者,正如琉璃色、人以为石胆、烧之赤色,故名绛矾,出瓜州者良。"苏氏这一记载是指的天生绿矾,与现今产铁区所产绿矾相似。曾见产铁区的绿矾水,由沟渠流出,自然结晶的绿矾满布沟渠中,这种结晶就是自然绿矾,与由铜炭烧炼者是有不同处。

李时珍说:"绿矾晋地,河内、西安,沙州皆出之,状如焰硝,其中拣出深青莹净者,即为青矾;煅过变赤,即为绛矾,入垆墁及漆匠家多用之。然货者亦杂以砂土为快,昔人往往以青矾为石胆,误矣。"绛矾入漆,习用已久,今则一般都把绛矾称为"丹红",且也大量使用于船舶的髹涂方面,这是古人早已体会到,未经煅烧的绿矾是硫酸亚铁,经过火煅的绿矾为硫酸高铁(氧化高铁)的表现,且也知道把绛矾用垆墁而推广到建筑方面。昔时往往有人把绿矾误作石胆,而早在苏颂本草中即做出了"置铁上聚炭烧之、矾沸流出色赤如金汁者是真也"的鉴别方法。

宋应星《天工开物》制绿矾法是"凡皂,红、黄矾皆出一种而成、变化其质、取煤炭外矿石(俗名铜炭)子五百斤

丹药本草

入炉,炉内用煤炭饼千余斤,周围包裹此石,炉外砌筑土墙圈围,炉巅空一圆孔,如茶碗口大,透炎直上,孔旁以矾渣厚罨,然后从底发火。此火度经十日方熄,其孔眼时有金色光直上,煅经十日后,冷定取出,半酥杂碎者另拣出,名曰时矾(俗名鸡屎矾),为煎矾红用。其中精粹如矿灰形者,取入缸中浸三个时,漉入釜中煎炼,每水十石煎至一石火候方足。煎干之后,上结者皆佳好皂矾,下者为矾渣(欲作新炉者,必须用此旧渣掩盖),此皂矾染家必需用(为染元青布及制革的必用品)。原石五百斤可成皂矾二百斤,其大端也。"这一记载将绿矾的制炼方法叙说得非常具体,直到今天尚未失其作用,同时也兼代记录了"矾红"、"黄矾"的制作法。

以绿矾治疗贫血萎黄的方法在我国很早以前就有了记载,尤其是肠寄生虫的贫血用得更多,唯有刺激胃黏膜而引起恶心呕吐、妨碍消化的副作用是其缺点。现代药学者在制造硫酸亚铁丸时,则用肠溶衣来克服这一缺点。元代"张三丰伐木丸"据云传自金蓬头祖师,为治脾土衰弱,肝木气盛,木来克土,病心腹中胀满,或黄肿如土色的一张有名方剂,服之能助土益元。方用苍术二斤,来泔水浸二宿,同黄酒面曲四两,炒赤色,皂矾一斤,醋拌晒干,入瓶火煅为末,醋糊丸,如梧桐子大,每服三四十丸,好酒、米饮送下,日二三服。上面所说的黄肿如土色,显然指的是贫血萎黄,绿矾治疗贫血已早在中医临床上广泛使用,且也做出良好的成绩,特别是对钩虫病引起的贫血更为常用,如"绛矾丸"等。患者经服用后血象即迅速改善,虚弱现象也能显著好转,这说明铁制剂对血色素减少的贫血效果是非常良好的,其他在丹药配方中更为不可缺少的一员。

硫酸盐类药物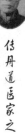

黄 矾

别名：金丝矾，鸡矢矾。
来源：即矾石之黄色者。
形态：状如胡桐泪、波斯产者中有金丝纹。
产地：陕西瓜州及国外波斯等地均产。
成分：为硫酸铁
功能：散瘀，行血，止痛。
性味：味酸、涩、咸，微寒有毒。
主治：恶疮、疥癣、痔瘘、牙痛、牙疳等症。

著名方剂

聤耳出汁：黄矾二两烧枯，棉裹二钱塞之。（圣惠方）

急疳蚀齿：黄矾、青矾各等分，为末敷之，不过二度。（千金方）

身上瘢痕：黄矾石烧令汁尽，胡粉炒令黄，各八分，细末，以腊月猪脂合研如泥，用生布揩令痛，乃涂药五度、取鹰粪白、燕巢中草烧灰等分，和人乳涂之，其瘢自没，肉平如故。（崔元亮海上集验方）

文献探索

苏恭说："黄矾、丹灶家所需，亦入染皮用"，这说明黄矾、绿矾有同一作用，可染皮，丹灶家的用处更广。

李时珍说："黄矾出陕西瓜州、沙州及舶上来者为上，黄色状如胡桐泪，人于绿矾中拣出黄色者充之，非真也，波斯出者，打破中有金丝文，谓之金丝矾，磨刀剑显花纹。"

《丹房镜源》说："五色山脂，昊黄矾也。"绿矾中杂有的黄色者，是已经氧化了的硫酸高铁，以此氧化高铁作黄矾，古人已体会到这是错误，金线矾磨刀剑显花纹足显其品质

丹药本草

不低。

苏恭说:"矾石有五种,白矾、黄矾、青矾、黑矾、绛矾也。白矾多入药用,青、黑二矾疗疳及疮,黄矾亦疗疮生肉,兼染皮用之。绛矾本来绿色,烧之乃赤,故名绛矾……"如此看来"矾石"则为各种矾的总名。

宋应星《天工开物》有制黄矾法:"黄矾所出又奇甚,乃即炼皂矾炉侧土墙,春夏经受火石精气,至霜降立冬之交,冷静之时,其墙上自然爆出此种,如淮北砖墙生焰硝样,刮取下来,名曰黄矾,染家用之。金色淡者涂炙,立成紫赤也,其黄矾自外国来,打破,中有金丝者,名曰波斯矾,别是一种。"这与由涅石所煅成的矾石是有了显著的不同,从各家所载方剂来看,说明黄矾在医疗上是外科药而不内服。

寒 水 石

别名:凝水石,白水石,盐精石,凌水石,盐枕,盐根。

来源:属单斜晶系,为硫酸盐类矿物的一种,多产于盐湖卤地下,乃盐液渗入土中,年久结成者,凡卤地积盐之下常有产生。

成分:为硫酸镁、硫酸钾的复盐,或含碳酸钙。

性味:味辛咸,性寒,无毒。

功能:清热降火,除烦止渴,利小便,压丹石毒风。

主治:热性病发热烦渴,溲赤、便秘,及胃炎,水肿,目赤,齿痛,丹毒,烫伤等症。

著名方剂

寒水石散:治心气因惊,郁而生涎,涎结为饮,遂成惊悸,遇惊即发者:寒水石(煅,飞),飞滑石各30克,生甘草7.5克,研为末。每服6克,热用新汲水调下,寒用生姜,

硫酸盐类药物

大枣煎汤调下，加龙脑少许尤佳。中寒者不可服。（三因方）

牙龈出血：寒水石粉90克，朱砂6克，甘草、脑子（即冰片）各一字为末，干掺。（普济方）

文献探索

李时珍说："拆片投水中，与水同色，其水凝动，又可夏月研末，煮汤入瓶，倒悬井底，即成凌冰，故有凝水、白水、寒水、凌水诸名。生于积盐之下，故有盐精以下诸名。石膏亦有寒水之名，与此不同。"

《别录》说："凝水石色如云母可折，盐之精也，生常山山谷，中水县及邯郸。"

陶弘景说："常山即恒山，属并州，中水属河间，邯郸属赵郡，此处地皆碱卤，故云盐精，而碎之亦似朴硝、此石末置水中，夏月能为冰者佳。"

李时珍又说："《别录》言凝水，盐之精也，陶氏亦云卤地所生，碎之似朴消，范子计然云，出河东。河东，卤地也。"

独孤滔《丹房镜源》云："盐精出盐池，状如水精，据此诸说，则凝水即盐精石也。一名泥精，昔人谓之盐枕，今人谓之盐根，生于卤地积盐之下，精液渗入土中，年久至泉，结而成石，大块有齿棱，如马牙硝，清莹如水精。亦有带黑色者，皆至暑月回润，入水浸久亦化。"

《本草纲目》说："苏颂注玄精石，谓解池有盐精石，味更咸苦，乃玄精之类，又注食盐，谓盐枕作精块，有孔窍，若蜂窠，可缄封为礼贽者，皆此物也。唐宋诸医不识此石，而以石膏，方解石为注，误矣。"

按：寒水石即凝水石，就是现在矿物学上所说的芒硝。《石雅》认为是石膏是有问题的，盐根的名字现在还是沿用着，出盐的地方都知道盐根，但是矿物学上却不用了。

丹药本草

《丹房镜源》说："盐精出盐池，状如水精。"按矿物学上的记载，芒硝是单斜系，形状和辉石相近，也就是六方短柱状，和水晶体大致相似，有完全的解理，也有清楚的解理。陶弘景认为"盐池泥中有凝盐如石片，打破皆方而色有青黑者"，也都是性质和芒硝相近的地方，至于"暑月易润，入水久亦化"是表示容易潮解，也溶于水，这就和石膏大不相同了。阎孝忠说"石膏洁白坚硬而有墙壁，寒水石软烂可以手碎"，又表示出硬度不同，此处所说的石膏可能是硬石膏，硬度是 3~3.5，石膏硬度是 2，而所谓寒水石的硬度是 1.5~2，这正是李时珍所叹惜的"唐、宋以来，相承其误……此千载之误也……非时珍深测，恐终于绝响矣"。味苦亦与芒硝同，本来生产盐的地区也有好多共生矿物，如石膏、硬石膏、无水芒硝等，都常常生在一起，因此记述矿物的种属不同，自然就有很大的出入了，加之已经错用了千载有余，直到李时珍，这千古疑案才得到大白。

刘有梁谓寒水石的来源、成分，国内有关文献记载很不一致。①认为属方解石或霰石类的一种，成分为碳酸钙（$CaCO_3$）；②认为就是现在矿物学上所说的芒硝；③认为是硫酸盐类的一种，成分为硫酸镁、硫酸钾的复盐；④认为北方的为石膏的一种，成分为硫酸钙，南方为方解石的一种，主成分为碳酸钙，含少量的镁、铁、锰、锌、铝等杂质。究竟古今所用的凝水石属于哪一种，则尚无定论，考之历代本草方书所记载的凝水石的性质、形态和产处，如《丹房镜源》云"盐精出盐池，状如水晶"，陶弘景《名医别录》云"凝水石色如云母，可析者，盐之精也，生常山山谷中水县及邯郸"，又谓"常山即恒山属并州，中水属河间，邯郸属赵郡，此处地皆成咸卤，故云盐精，而碎之亦似朴消，此石末置水中，夏能为冰者佳"，这说明了凝水石系生于卤地下，状

硫酸盐类药物

如水晶的透明结晶体，质脆，易于解析，其末置水中，夏日能为冰的特性，肯定了它是一种盐类结晶物体。至于它与有关矿物的鉴别，据阎孝忠谓"石膏洁白坚硬有墙壁，寒水石软烂可以手碎"，李时珍《本草纲目》又谓"凝水石，禀积阴之气而成、其气大寒，其味辛咸，入肾走血，除热之功同于诸盐，古方所用寒水石是此石，唐、宋诸方寒水石是石膏，近方寒水石是长石，方解石"，这表示了古代所用的真正的凝水石，与石膏是有不同的。但是由于相承误用，才有以石膏，方解石或长石充当为寒水石，然古代的寒水石究为现代矿物学上的何种矿物，目前尚有争论。根据我们看法，对于李时珍所谓"凝水石生于卤地积盐之下，精液渗入土中，年久至泉，结而成石，大块有齿棱，如马牙硝，清莹如水精，亦有带青黑色者，皆暑月回润，入水浸久亦化也"，这些与矿物学中有一种产于盐矿内、常与钾矾、镁盐相伴而生，形状作白色、无色板状结晶体，光泽呈玻璃状，有潮解性，能溶于水的钾镁矾是一致的，其成分为硫酸镁、硫酸钾的复盐，特提出作进一步的研究，《本草纲目》的寒水石条中也有了比较正确的认识，大可提供参考。

白　矾

别名：羽涅，羽泽，涅石，矾石，明矾，煅烧后叫枯矾。

来源：为等轴晶系，明矾石经加工提炼而得，明矾石常由含黄铁矿，黏土片岩分解后潜入地下水中，经化学反应而成，散布在黏土和粘根岩的表面上。

成分：为含水硫酸钾铝$[KAl(SO_4)_2 \cdot 12H_2O]$。

性味：味酸涩，性寒、无毒，具刺激性，能腐蚀局部肌肉。

丹药本草

功能：催吐，治泻，燥湿，杀虫，止痒，阴蚀恶疮，虫咬蛇伤等症。

主治：癫风痰癖、口疮喉痹、泻下久痢、阴蚀恶疮等症。

著名方剂

化痰丸：治风痰痫病，生白矾30克，细茶15克，为末，蜜丸梧子大，一岁十丸，茶汤下，大人五十丸，久服，痰自大便中出，断病根。(邓笔峰杂兴)

矾精散：治喉癣之未溃者：白矾不拘多少（研末，用方砖一块，以火烧红，洒水于砖上，将矾末布于砖上，以瓷盆覆盖，四面灰拥一日夜，矾飞盆上，扫下，用6克），白霜梅二个（去核），明雄黄，炙山甲各3克。研为细末，以细笔管吹入喉内。(清溪秘传)

赴筵散：治舌上臭烂：白矾、铜绿各3克，研为细末掺之，温醋漱口。(沈氏尊生)

推车丸：治黄肿、水肿：明矾60克，青矾30克，白面250克，同炒令赤，以醋米粉糊为丸，梧子大，枣汤下三十丸。(济急方)

蛇虫诸毒：白矾、甘草各等分为末，冷水服6克。(瑞竹堂经验方)

阴蚀瘙痒：白矾3克，蛇床子6克，煎汤洗。(验方)

胸中痰癖：头痛不欲食：矾石30克，水二升，煮一升，纳蜜半合，频服，须臾大吐，未吐，饮少热汤引之。(外台秘要)

妇人白沃，经水不利，子脏坚癖，中有干血，下白物：矾石（烧）0.9克，杏仁0.3克，研匀，炼蜜丸，枣核大，纳入阴户，日一易之，(金匮方)

文献探索

《别录》说："矾石生河西山谷及陇西、武都、石门、采

硫酸盐类药物

无时，能使铁为铜。"

陶弘景说："今出益州北部西川，从河西来，色青白，生者名马齿矾，炼成纯白名白矾。蜀人以当消石，其黄黑者名鸡屎矾，不入药用，唯堪镀作。以合熟铜，投苦酒中，涂铁皆作铜色、外虽铜色、内质不变。"

按：白矾种类甚多、煅干者名枯矾，洁白者为白矾，光明者为明矾，纹如束针状，如扑粉者为波斯矾，成块光莹如晶者为矾精，煎炼之后轻虚如棉絮者为柳絮矾，汁烧至尽，色白如雪者为巴石，色黄黑者为鸡屎矾，各国均产，凡温泉焰气所发之山皆有之，唯天然产量毕竟不多，故须人工制造以供需用。

以上所说"温泉焰气所发"的焰气即亚硫酸瓦斯，凡有温泉处即有此瓦斯发生，制矾者即在有温泉地方，盛黏土于瓦斯发生之孔，复灌以水，覆以蒿荐，使化生硫酸矾土，乃以水将此矾土溶解，滤过，加木灰汁，又滤过，蒸发滤液，使成结晶后，再精制之即成。

《海药本草》：波斯大秦出白矾，色白而莹净，内有束针文，入丹灶家，功力逾于河西石门者，波斯又出金线矾，打破内有金线文者上，多入烧炼家用。

李时珍说："白矾，方士谓之白君，出晋地者上。"这说明炼丹家所用的白矾，必须择其品质佳良者方合要求。

寇宗奭说："水化，书纸上，干则水不能濡，故知其性却水也。"这一特性已为后世魔术家利用来表演"白纸现字"的一套魔术，就是以白矾溶液书写文字或图画于白纸上，因其有抗水作用故入水后，有字迹或花纹处呈现白色，界限分明，造纸家也利用这一特点来制抗水纸，便利书写。

在用途方面，李时珍说："矾石之用有四：吐利风热之痰涎，取其酸苦涌泄也，治诸血痛、脱肛、阴挺、疮疡，取其

丹药本草

酸涩而收也；治痰饮、泄利、崩带、风眼，取其收而燥湿也；治喉痹、痈疽、中蛊、蛇虫伤螫，取其解毒也。"综上所述，矾的医疗作用与现代药学上记载，本品能与蛋白结合，形成难溶于水的蛋白化合物，其浓厚液有轻微的腐蚀性，内服能刺激胃壁引起反射呕吐，稀薄液有收敛、防腐、消毒作用，能治口腔炎、咽喉炎，肠炎下血，淋疾白带、溃疡等症相吻合，由于本品服后不为胃肠黏膜所吸收，因而只有局部作用。以上治疗除吐利疾诞和治疗泄利下血作为内服，使在胃肠道起作用外，其他均系作为外用（如含漱、洗条、撒布等使用）。

玄精石

别名：太乙玄精石，阴精石，元精石，玄英石。

来源：为单斜晶系的钙芒硝，为咸卤渗入土后经过相当时间凝结而成，产于盐湖或碱池，多与食盐，芒硝矿共生。

成分：为硫酸钠（Na_2SO_4），占 51.1%；硫酸钙（$CaSO_4$），占 48.9%。

性味：味甘咸，性寒，无毒。

功能：镇静、解热、润下、利尿。

主治：治热性病发热，头痛，烦躁，心腹胀满，风邪湿痹，妇人漏下等症。

著名方剂

冷热霍乱，分利阴阳：玄精石、半夏各 30 克，硫黄 9 克，同为末，面糊丸，梧子大，每米饮服三十丸。（指南方）

小儿夹风蕴热而体热：太阳玄精石 30 克，石膏 22.5 克，龙脑 15 克，为末，每服 1.5 克，新汲水下。（普济方）

目赤涩痛：玄精石 15 克，炙黄柏 30 克，为末，点之良。

硫酸盐类药物

（普济方）

重舌涎出，水浆不入：太阴玄精石75克，牛黄、朱砂、龙脑各0.3克，为末，以铁针针舌上去血涎，汤漱口，掺末，津咽，神效。（圣惠方）

赤目失明，内外障翳：太阴玄精石（阴阳火煅）、石决明各30克，蕤仁、黄连各60克，羊肝七个，竹刀切晒，为末，粟米饭丸，梧子大，每卧时茶服20丸，服至七日，灸顶心以助药力，一月见效。（朱氏经验方）

文献探索

苏颂说："玄精出解州，解池及通、泰州积盐仓中亦有之，其色青白，龟背者佳，又解池有盐精石，味更咸苦，亦玄精之类也。"

李时珍说："是由碱卤津液流渗入土，年久结成石片，片状如龟背之形，蒲、解出者，其色青白通澈，蜀中赤盐之液所结者，色稍红光。"

沈存中《梦溪笔谈》云："太阴玄精，生解州，盐泽大卤中，沟渠土内得之，大者如杏叶，小者如鱼鳞，悉皆六角，端正似刻，正如龟甲状。其裙栏小剡，其前则下剡，其后则上剡，正如穿山甲相掩之处，全是龟甲，更无异也，色绿而莹澈，叩之则直理而拆，莹如明鉴，拆处亦六角，如柳叶，火烧过则悉解折，薄如柳叶，片片相离，白如霜雪，平洁可爱，此乃秉积阴之气凝结，故皆六角，今天下所用玄精，乃绛州山中所出绛石，非玄精。"这一说明正是钙芒硝的形状，钙芒硝属单斜晶系，成底面板状，至"烧过则悉解析薄如柳叶片片相离"部分则表示玄精石有完全解理，烧之就可以裂开和钙芒硝亦相同，钙芒硝有完全底面解理和清楚的解理，性质也是一样，申先生来复丹，《图经》正阳丹中皆用之。

丹药本草

碳酸盐类药物

石 钟 乳

别名：钟乳石，鹅管石，公乳，黄石砂。

来源：为生在石灰岩洞顶向下垂，状如水柱的结晶质石块，其生成系溶解碳酸的地下水经过石灰岩的罅穴，达到石灰岩洞的上部，因蒸发作用，其中所含的碳酸钙，沉淀游离自上下垂凝结而成。

成分：为碳酸钙（Ca_2CO_3）。

性味：味甘，性温，无毒。

功能：助阳，强壮，镇逆，平喘，和胃，通乳。

主治：性机能衰弱，阳痿，泄精，胃炎，胃溃疡，肺结核，吐血，咯血，乳汁不通等症。

著名方剂

钟乳丸：治丈夫衰老阳绝，肢冷，少气减食，腰疼足痹，功能下气消食，和中长肉；钟乳粉60克，菟丝子（酒浸焙）、石斛各30克，吴茱萸（汤泡七次，炒）15克为末，炼蜜为丸，梧子大，每服七丸，空心温酒下或米汤下，日二次。（局方）

焚香透膈散：治一切痨嗽，胸膈满：鹅管石、雄黄、佛耳草、款冬花各等分为末，每用3克，安香炉上焚之，以筒吸烟入喉中，日二次。（宣明方）

钟乳煎：治风虚劳损，腰足无力，功能补益强壮：用钟乳粉炼成者90克，以夹绢袋盛之，牛乳一大升，煎减三分之

一时,去袋饮乳,分二服、日一作,不吐不利,虚冷入微溏无所苦,一袋可煮三十度,力尽别作袋。(千金翼方)

胃溃疡:胃酸过多,钟乳粉6克,开水送服。(验方)

肺痨吐血:钟乳粉6克,山药9克,苡仁15克,贝母6克,阿胶9克,紫菀6克,麦冬9克,沙参9克,甘草4.5克,水煎服。(验方)

治乳汁不通:炼成钟乳粉6分,浓煎1.5克,漏芦汤下,或与通草等分,为末,米饮一日三次。(外台秘要)

文献探索

《别录》说:"石钟乳生少室山谷及太山。"

吴普说:"生太山山谷阴处岸下,溜汁所成,如乳汁,黄白色,空中相通,二三月采,阴干。"

陶弘景说:"第一出始兴,而江陵及东境名山石洞中亦皆有,唯通中轻薄如鹅翎管,碎之如爪甲,中无雁齿,光明者为善,长梃乃有一二尺者,色黄,以苦酒洗刷则白,仙经少用,而俗方所重。"

钟乳石种类甚多,就各家本草记载形状可分为如下的七种:

(1) 石乳:就是石钟乳的简称,以"石津相滋,阴阳交备,蝉翼文成。"

(2) 竹乳:"其山洞遍生小竹,以竹津相滋,乳如竹状。"

(3) 鹅管石:"空中相通,长者六七寸、如鹅翎管状、色白微红。"

(4) 殷孽:"殷孽,钟乳根也。"

(5) 孔公孽:"殷孽,根也。"

(6) 石床:"石花、石床并与殷孽同。"就是洞中突起不高或钟乳石根部都是殷孽,石床也叫乳床,就是钟乳根部相联的地方,石花形状像花,生于乳床上。

(7) 石脑:"亦钟乳之类","颇似石花但成脑状",在唐时已成为商品。

以上把石钟乳按形状分为七种,且各有奇名,比其他各国的叙述记载都要详细得多,这是我国古人的用药经验成果。

我国古人向来讲究服食石药,其服食制炼方法有各式各样的不同,兹略记一二以资参考:

唐李补阙服乳生:主治五劳七伤,咳逆上气,寒嗽通音声,明目,益精,安五脏,通百节,利九窍,下乳汁,益气,补虚损,疗足弱疼冷,下焦伤竭,强阴,久服延年益寿不老,令人有子:取韶州钟乳,勿问厚薄,但颜色明净光泽者即堪入炼,唯黄赤二色不任用,置于金银器中:大铛着水,沉器煮之,令如鱼眼沸,水减即添,乳少三日三夜,乳多七日七夜,候干,色变黄白即熟,如疑生,更煮满十日更佳,取出去水,更以清水煮半日,其水色清不变即止,乳无毒矣,入瓷钵中,玉槌着水研之,觉干涩即添水,令稀如米泔状,研至四五日,皆之光腻,如书中白鱼,便以水洗之,不随水落者即熟,落者更研,乃澄取暴干,每用一钱半,温酒空腹服下,兼和丸散用,其煮乳黄浊水,切勿服,服之损人咽喉,伤肺,令人头痛或下利不止,其有犯者但食猪肉解之,方见孙真人《千金方》。

《太清经》炼钟乳法:取好细末置金银器中,瓦一片密盖,勿令泄气,蒸之自然化水。

《扁鹊心书》炼服钟乳粉法:治痨咳咯血,老人上气不得卧或膈气腹胀,久咳不止及喉风,喉肿,两目昏障,童男女骨蒸劳热,小儿惊风,胎前产后发昏不知人事,一切虚痛,能先于脐下灸三百壮,后服此药,见效如神,盖虚劳乃肾气欲脱,不能上荣于肺,此药是润肺生水之剂,后因邪说盛行

碳酸盐类药物

以致此药隐用,丹溪云,多服发渴淋,此说甚谬,余家六人服三十年来未尝有此疾,故敢附此。

石钟乳一斤煅成粉(制法照《本草纲目》)再入石鼎煮三炷香,研极细,每服三钱,煮粟米汤服下,但此药难得真者,多以滴乳石乱之。真者浮水,性松,煅易成粉,注意服此药时须忌白术、人参二物。

按:《扁鹊心书》多用石药,钟乳粉方是其方中之一、石药性悍,每见服石者,利未得而害先见,以此损身殒命者代有其人,故须审慎服用。

炉 甘 石

别名:炉眼石,炉先生。

来源:为六方晶系的菱锌矿,此矿石为锌矿受风化与碳酸、水、空气的分解变化而成的次生矿物,每形成为蜂窝状,常与方铅矿、闪锌矿相伴而生。

成分:主要为碳酸锌($ZnCO_3$),并含少量碳酸铁、钙、镁等,煅甘石为氧化锌(ZnO)。

性味:味甘,性温,无毒。

功能:杀菌、燥湿、收敛、防腐、生肌、去翳、明目。

主治:创伤出血、溃疡、湿疹、下疳、阴疳、目赤肿痛、烂弦风眼、外障翳膜等症。

著名方剂

炉甘石散:治一切外障、白睛伤破、烂弦风眼:炉甘石一钱,片脑一分,黄连三分五厘。制法:甘石二两,以黄柏一两,黄连五钱,煎浓汁滤净,入甘石内,晒干,以汁晒尽为度,依方称合和匀,研为细末,乳汁和调匀,鸭毛刷烂处。(证治准绳)

丹药本草

八宝丹：生肌长肉，治一切疮疖湿烂不已，久不收口，兼治杨梅结毒：炉甘石、赤石脂、龙骨各三钱，乳香、没药、血竭各二钱，冰片一钱五分，轻粉一钱，共研末，至无声为度，每用少许掺于疮口，无不立效。（验方新编）

石连光明散：治目中诸痛：炉甘石半斤，取如羊脑鸭头色者，以桑柴灰一斗，火煅赤，研末，以连翘、雅州黄连各四两，切片，煎水浸石，澄取粉，晒干，用铅粉二定，以二连水浸过炒之，雄黄研末，每用甘石、铅粉各三分，雄黄一分，片脑半分，研匀点眼甚妙。（张氏方）

下疳阴疮：炉甘石火煅醋淬五次，一两，孩儿茶三钱，为末，麻油调敷，立愈。（邵真人方）

烂弦风眼：白炉甘石四两，火煅，童便淬七次，地上出毒三日，细研，每用椒汤洗目后，临卧点三四次，次早以茶汤洗去甚妙。（刘长春方）

《感应眼科》书炉甘石眼药秘法：此方初见于李涿鹿《异授眼科》，道光十七年时，四川万县文卜庵氏，又经自己临床实验后加以整理，纂入《一草亭感应试验药方》内。据云原方是亳州王振吾因父病目将盲，悬榜三百金代价，向某道人征得之方，后经文卜庵氏试用后遂，衍化为金、木、水、火、土五个类型方剂，更扩大了此方在眼科临床上的使用范畴，今特转引如下：

上好羊脑炉甘石三斤，块块打碎如麻豆大，均入坛内，用半岁以下童便浸泡，计七七数满，细布滤过，另换新童便同甘石末，再入砂罐内煮一炷香时间，以手擘开，口尝甘石有酸咸味时则止，切忌煮得过老以害药力，取出晒干，再投入砂罐内，用白炭武火煅三炷香，仔细煅炼，时刻观察火候，视甘石红透，渐渐色似松花，既而复转白色者，方才捞起，淬入末用鲜童便内，此一次务取半岁以上童便为佳，只可恰

碳酸盐类药物

恰将药泡完为率。如此三煅三淬,后二次煅红即淬之,然后晒干为末,多用清水飞过五次,每次取大品碗十余个,将水分入各碗中搅匀,急速泌出浓水,贮存大钵内,所飞澄的石脚渣尘不用,将浓水澄一夜去火毒,再泌去清水,以飞净末……泡入长流水器中,置西北地向南方露晒之,择夏日十四日,露一宿得月之阴气,十五日晒一天得日之阳气,然后研至细腻无声时,分为三起,只用二起派为四料,余一起放好,俟别法听用,此四料的制法如后:

一料用新老生姜大的七八块,捣烂,用细绢包挤自然汁,将制甘石末煮三次,阴干,研为极细末,贮瓶,命名白虎丹。(即原方凤麟膏)

一料用新鲜晚蚕砂二斤半,炒至如灰时用细绢托住,滚水淋漓,取此浓汁将制甘石末煮三次,后一次煮干取起焙干,急速研细,贮入瓶中封固,不然即行返潮,命名青龙丹。(原方名青龙膏)

一料用苏薄荷、北细辛、荆芥穗各二两,煎浓汁,将制甘石末煮三次,略干时取起晒干,研细,入瓶收贮,命名朱雀丹。(即原方凤麟膏)

一料用新鲜半岁以上童便(多寡量药多少取用)泡之,将制甘石煮三次,于第三次时略煮干些,晒干急速研细,入瓶封固,此药易于回性,命名玄武丹。(即原方羊脑玉)

此外另备上瓷瓶五个,洗净拭干,编为金、木、水、火、土五字备用,免致用时有所混淆,兹将五号眼药的主治配法,分记如下,以便临床取用。

金字一号:此号专治烂弦风眼、胬肉攀睛、赤白翳膜、内外障翳等症。

青龙九分,白虎四分,冰片二分,玄武八分。此药易于回性,临乳之时或晒或烘,乳一次即烘晒一次,方能乳得细

丹药本草

腻,否则难于控制其回性作用。四味合匀,乳至无声为度,入瓶封固,标注水火既济丹。

木字二号:此号专治时行火眼暴赤、瘴毒传染、却风祛寒、肿痛等症。

荸荠粉二钱,玄武六分,白虎一钱四分,飞朱砂一钱。和研极细无声时收贮,标注灵飞百效散。

水字三号:此号专治久年近日翳膜遮睛,不能行路,但见人影如白衣人行,血筋攀睛等症。

玄武八分,青龙一钱二分,荸荠粉七分。研匀收瓶封固,每日三次点之,点至翳障稍开之后,方用后土字五号点之,乳法仍照既济丹。重者如鹅不食、灵药二味,标注三星祛邪丹。

火字四号:此号专治迎风流泪,畏日羞明,内障昏花,诸翳等症。

朱雀四分,白虎一钱二分,玄武四分,洋片二分四厘,制海螵蛸三分。和匀研至细腻无声时收入瓶中封固,标注收泪还睛散。

土字五号:此号专治远年矇瞽,能令矇者复明,点效如神,慎勿视为寻常丹药。

真琥珀二分,玄武一钱六分,洋片四分,熟珍珠二分,白虎八分。和匀研至无声时收贮封固,标注一扫复明丹。

普济妙药灵丹:此丹专治一切风火烂弦、迎风流泪等症。

取顶上片子炉甘石四两五钱,多用陈艾叶捣绒,将炉甘石极厚包好,取真正黄泥土做银窝样二个,以艾包药团入内仍以两窝合定,用盐调泥水固济使干,将地下掘一大穴,穴内多加燃炽白炭先烧热土穴,复加燃炽白炭以泥药团居中,上下四围又加燃白炭,总要煅过药性,以香三炷为度,然后取出开去泥团只拣甘石,以棉纸包好置放地上退火一宿,研

碳酸盐类药物

极细末如前水,飞过取净末,再用生姜一大块捣烂取汁和水煮一炷香久,仍照前方用长流水泡浸露晒法毕,然后加制朱砂一钱,胆矾三分,洋片一钱。同上药乳至无声为度,凡遇诸目疾或麻油调搽于眼皮烂弦处,或干用亦可,此丹灵效非常,不可轻视。(文卜庵)

炼灵药法:水银五钱,黑铅五钱,火硝八钱,硼砂二钱。先将铅入锅中熔化,次加入水银急速炒作砂子,再加硼砂、火硝研匀入阳城罐内,盐泥封固打香三炷,先文后武,候冷取出,研细备用,功能磨瞖拨云,不拘年久之症,其功奇异不可妄加。(文卜庵)

文献探索

李时珍说:"所在坑冶处皆有,川蜀、湘东最多,而太原、泽州、阳城、高平、灵丘、融县及云南者为胜,金银之苗也。其块大小不一,状似羊脑,松如石脂,亦黏舌,产于金坑者,其色微黄为上;产于银坑者,其色白,或带青,或带绿,或粉红,赤铜得之,即变为黄,今之黄铜,皆此物点化也。"《造化指南》云,炉甘石受黄金、白银之气熏陶,三十年方能结成,以大秽浸及砒煮过,皆可点化,不减三黄。崔昉《外丹本草》云,用铜一斤,炉甘石一斤,炼之即成输石一斤半,非石中物取出乎,真输石生波斯,如黄金,烧之而不黑。据《大唐西域记》上说,"梵衍那国……伽蓝东有输石释迦佛之像,高百余尺,分身别铸,总合而成。"输石铸成很高大的佛像,故应该是合金,合金成金黄色,烧之只是红而不黑,这是铜的本性,伊特恩则认为炉甘石是碳酸锌,就是矿物学上所说的菱锌矿了,就其形状像羊脑的样子,看来也还符合。本品的主要作用是治一切眼病,且都是煅过用,碳酸锌烧过后就变成氧化锌,具有消毒、腐蚀、杀菌、收敛、制泌等的作用,且无刺激性,因此除用于目疾外也可治疗溃疡、湿疹、阴疮、下疳等症。

石 青

别名：大青，扁青。

来源：为单斜晶系，蓝铜矿的矿石，系他种含铜矿物，受碳酸水溶解变化而成的次生矿物，经久风化可变成孔雀石，并常与孔雀石、辉铜矿、黝铜矿、黄铜矿、自然铜等共生，产于铜矿脉的氧化带中。

成分：为碱式碳酸铜 $[2CuCO_3 \cdot Cu(OH)_2]$。

性味：味甘，性平，有小毒。

功能：杀菌、收敛、制泌、催吐。

主治：痈疽疮疖，创伤骨折以及痰痫、眼疾等症。

著名方剂

治目痛目痒，翳膜不明：石青一两，珍珠一钱，研极细，用银簪点少许。（验方）

顽痰不化：石青一两，石绿半两，并水飞为末，面糊丸，绿豆大，每服十丸，温水下，吐去痰一二碗不损人。（瑞竹堂方）

文献探索

《别录》说："扁青生于朱崖山谷，武都，朱提，采无时。"陶弘景谓："朱提音殊匙，在南海中，仙经俗方都无用者。"

苏恭说："此即绿青也，朱岩已南及林邑，扶南舶上来者，形块大如拳，其色又青，腹中亦时有空者，武昌者，片块小而色更佳，简州、梓州者，形扁作片而色浅。"

李时珍说："苏恭言即绿青者非也，今之石青是矣，绘画家用之，其色青翠不渝，俗呼为大青，楚，蜀诸处亦有之。

碳酸盐类药物

而今货石青者,有天青、大青、西夷回回青、佛头青,种种不同,而回青尤贵,本草所载扁青、层青、碧青、白青皆其类耳。"

按:白青(又名碧青,亦名鱼目青)亦为同类物。《别录》载生豫章山谷中,可销为铜剑辟五兵,陶弘景谓医方不用,市无卖者,仙经三十六水法中时有需处,铜剑之法在《九元子术》中。苏恭说:"此即陶氏所云空青,圆如铁珠,色白而腹空者是也。研之色白如碧,故亦谓之碧青,不入画用,无空青时亦用之,名鱼目青,以形似鱼目也。今简州、梓州者好。"李时珍则说:"此即石青之属,色深者为石青,淡者为碧青也,今绘彩家亦用。"据以上各家记录说明石青、白青是一型两类物,只一深一浅的差别,《淮南万毕术》说"白青得铁即化为铜",也证实其主成分为碳酸铜,本草所载的扁青,层青、碧青、白青等都属碱性碳酸铜,《神农本草经》并将其列入中品,并谓"久服轻身不老",陶弘景《名医别录》谓"治丈夫茎中百病,益精",《吴普本草》谓"治丈夫内绝,令人有子"。历代本草多云无毒,据这些文献看来,石青似乎是可作久服的补药,实际上石青是否有补益之效,尚难肯定,在炼丹术盛行的朝代中,也盛行石药,似乎任何石药都有长生不老的作用,这种石青类物,自然不能例外。扁青和白青经各有关方面研究认为,都是铜矿石的蓝铜矿,成分为碱式碳酸铜,其药理作用是和其他铜盐类药物一样,对皮肤黏膜有收敛或刺激作用,内服会引起呕吐,多量会引起中毒,故一般常用作外用药,所谓"久服轻身不老"之说是不能尽信,对于石青的真正药效方面,古代已早有明确的认识,如《神农本草经》"主目痛明目,折跌痈肿,金疮不瘳",李时珍《本草纲目》"吐风痰",就具体说明了石青有杀虫、消炎、收敛、制泌、催吐等效用。

103

丹药本草

空 青

别名：杨梅青。
来源：为碳酸盐类孔雀石族蓝铜矿成球形中空者。
成分：碱式碳酸铜 $[2CuCO_3 \cdot Cu(OH)_2]$。
性味：味甘酸，性咸，无毒。
功能：聪耳、明目、镇肝、利九窍、通血脉、养精神、益肝气。
主治：头风、目赤肿痛、通乳、中风口眼㖞斜等症。

著名方剂

雀目、赤目、青盲、内外障翳、风眼等一切目疾：杨梅青洗净，胡黄连洗各二钱半，槐芽，日未出时勿语采之，入青竹筒内，垂于天，候干，勿见鸡犬，为末，一钱半，共末，入龙脑一字密收，每卧时漱口，仰头，吹一字入两鼻内便睡，隔夜便明，点药时觉目中冷凉为验。（圣济录）

中风口㖞：以空青豆许，含咽之，甚效。（范汪方）

黑翳覆瞳：空青、矾石各一两，贝子四枚，研细点目。（圣济录）

文献探索

《别录》说："空青生益州山谷，及越嶲山有铜处，铜精熏则生空青，其腹中空，三月中采，亦无时，能化铜铁铅锡作金。"

陶弘景说："越嶲属益州，益州诸郡无复有，恐久不采之故了，今出铜官者色最鲜深，出始兴者弗如，凉州高平郡有空青山，亦甚多，今空青但圆实如铁珠，无空腹者，皆凿土石中取之，而以合丹成。则化铅为金，诸石药中唯此最贵，医方乃稀用之，而多充画色，殊为可惜"（空青治目疾确有

碳酸盐类药物

独特功能,惜乎真者难得,俗有"有真空青无瞽目者"的谚语,足证真正腹中空的空青为名贵,因为真空青难得,所以宋朝皇帝才有诏取有水空青的行动)。

苏恭说:"出铜处兼有诸青,但空青为难得,今出蔚州、兰州、宣州、梓州,宣者最好,块段细,时有腹中空者;蔚州、兰州者片块大,色极深,无空腹者。"陶氏所谓"圆实如铁珠者,乃白青也"(陶氏把空青、白青做出了鉴别是陶氏的独到处)。

《大明》说:"大者如鸡子,小者如相思子,其青厚如荔枝壳,其内有浆酸甜"(这一记录不仅说明了空青的形态,同时也说明了空青的味道,使鉴识空青者得一正确标准)。

陈藏器说:"铜之精华,大者为空绿,小者即空青也"(这说明空绿、空青都是铜的精华)。

苏颂说:"今饶、信州亦时有之,状若杨梅,故名杨梅青,其腹中空,破之有浆者绝难得。"

寇宗奭说:"真宗尝诏取空青中有水者,久而方得,其杨梅青,信州穴山而取,极难得,治瞖极有功,中抑或有水者,用与空青同,第有优劣耳。"

张果《玉洞要诀》说空青似杨梅,受赤金之精,甲乙阴灵之气,近泉而生,久而含润,新从坎中出,钻破中有水,久即干如珠,金星灿灿(此文说明空青新取者中有水,干后即圆如珠,且有灿灿金星,使后人知道空青的陈和新,添一识药知识)。

《庚辛玉册》说:"空青,阴石也,产上饶,似钟乳者佳,大片含紫色,有光彩,次出蜀道及北代山,生金坎中,生生不已故青为之丹。有如拳大及卵形者,中空有水如油,治盲立效。出铜坑者亦佳,堪画。又有杨梅青、石青,皆是一体而气有精粗,点化以曾青为上,空青次之,杨梅青又次

丹药本草

之。"此处说明了空青等级。

《造化指南》说:"铜得紫阳之气而生绿,绿二百年而生石绿,铜始生其中焉,曾、空二青,则石绿之得道者,均谓之矿。又二百年得青阳之气化为鍮石。观此诸说,则空青有金坑、铜坑二种,或大如拳卵,小如豆粒,或成片块,或若杨梅,虽有精粗之异,皆以有浆为上,不空无浆者为下也。方家以药涂铜物生青,刮下伪作空青者,终是铜青,非石绿之得道者也。"就以上的性质、形状和产况而言即现在矿物学所说的"石青"、名杨梅青者是因其形状似杨梅,空青的命名按李时珍的解释是"空言其质,青言其色"。青就是现在所说的"蓝",虹彩是红、青、蓝、紫,现在都把蓝错用,不得又产生所谓靛蓝,其靛即从青字,这个字的错用,王嘉荫同志说"是从地质文献开始的",话很不错,且把石灰岩都称作蓝色,其实应为青天的青色,有些地方还叫做青石,也正是石灰岩。伊特恩把孔雀石认为是杨梅青也不合理。张果"新从坎中出,钻破中有水,久即干为如珠,金星灿灿"的说法,石青表面是有虹彩色的,干了以后还是石青,这可证明石青是由溶液中沉淀出来的一种东西无疑。一般都用到眼科方面,他处则少用。苏颂说"治眼翳障为最要之药"与西医用硫酸铜治沙眼的方法是一样,因为空青难找所以方家才用药涂铜物,生青刮下以伪空青,但终是铜青而不是空青。李时珍对这方面曾想出办法,用"石中空者埋土中三五日自有浆水"的方法来代替空青。

石 绿

别名:绿青,大绿。

来源:属单斜晶系,为他种含铜矿物受碳酸溶解变化而

106

成的次生矿物,多产于铜矿的氧化带内。

成分:主要为碱式碳酸铜 [$CuCO_3 \cdot Cu(OH)_2$],此外尚夹少许氧化铝、氧化铁、氧化铜、硅酸及砷等。

性味:味苦酸,有小毒。

功能:杀菌、收敛、制泌、催吐。

主治:风痫痰迷、肠炎下痢、腋下狐臭以及疥疮、黄癣、湿疹、溃疡等症。

著名方剂

急惊昏迷、不省人事:石绿四两,轻粉一钱为末,薄荷汁入酒调一字服,取吐。(全婴方)

小儿痄疮、肾疳、头疮、耳疮,久不瘥者:石绿、白芷等分为末,先以甘草水洗疮,拭净敷之。(集玄方)

腋下狐臭:石绿三钱,轻粉一钱,浓醋调涂,五次断根。(集玄方)

文献探索

《别录》说:"生山之阴穴中,色青白。"

陶弘景说:"此即用画绿色者(青绿山水即用此绿染成),亦出空青中,相携带,今画工呼为碧青,而呼空青作绿青,正相反矣。"

苏恭说:"绿青即扁青也,画工呼为石绿,其碧青即白青色,不入画用。"

苏颂说:"旧不著所出州土,但云生山之阴穴中,次空青条上云,生益州山谷及越巂山有铜处。此物当是生其山之阴尔,今出韶州、信州,其色青白,画工用为绿色者,极有大块,其中青白花纹可爱,信州人琢为腰带器物及妇人服饰,其入药当用颗块如乳香者佳。"

李时珍说:"石绿,阴石也,生铜坑中,乃铜之祖气也。铜得紫阳之气而生绿,绿久则成石,谓之石绿。而铜生于中,

丹药本草

与空青、曾青同一根源也，今人呼为大绿。范成大《桂海志》云，石绿铜之苗也，出广西右江有铜处，生石中，质如石者，名石绿，一种碎烂如碎土者，名泥绿，品最下。《大明会典》云，青绿石矿一斤，淘净绿一十一两四钱，暗色绿每矿一斤，淘净一十两八钱，硇砂一斤，烧造硇砂绿一十五两五钱。"

从上面这些情况看来，石绿就是现在矿物学上的"孔雀石"，《石雅》也有证明。主要化学成分是碱性碳酸铜 $[Cu(OH)_2 \cdot CuCO_3]$，与《神农本草经》上所列的空青（杨梅青）、曾青、青琅玕等均为同类的矿物，并且常与扁青、白青（蓝铜矿）相伴生，同时不但其成分为碱式碳酸铜，而且在理化学形状上也极为相似，故颇易混淆。至于其鉴别点主要是在色泽上，因为蓝铜矿具有特有的蓝色，这是其他矿石所没有的。对于诸青的区别考之本草亦有记载，如《庚辛玉册》谓"杨梅青、石青皆为一体而气有精粗"，又谓"绿青、空青同一根也"，这说明古代对碱式碳酸铜类的铜矿石的某些异同点已有了深刻的认识。

在医疗方面苏颂说："今医家多用吐风痰，其法拣上色精好者，研筛水飞，再研。如风痰眩闷，取二三钱同生龙脑三四豆许研匀，以生薄荷汁合酒，温调服之，偃卧须臾，涎自口角流出乃愈，不呕吐，其功速于他药，今人用之比比皆效，故著之。"说明了石绿在临床上确有祛痰作用，且王道而不呕吐。

铅　粉

别名：胡粉，宫粉，官粉，粉锡，定粉。
来源：为铅制成的白色粉末。

碳酸盐类药物

形态：为白色沉重细腻的粉末或结块。

成分：为碱式碳酸铅 $[2PbCO_3 \cdot Pb(OH)_2]$。

性味：辛寒，有毒。内服多量能引起胃肠炎，并诱发全身中毒。长期外用被皮肤吸收蓄积体中，会引起腹痛、便秘、贫血等慢性中毒。

功能：杀菌、燥湿、收敛、制泌、止泻。

主治：痈肿、溃疡、脓疮、湿疮、癣痒、狐臭以及泻痢、虫积等症。

著名方剂

小儿脾泄不止：红枣二十个去核，将官粉入内，以阴阳瓦焙干，去枣研粉，每服三分，米汤下。（集效方）

赤白痢下，频数肠痛：定粉一两，鸡子清和，炙焦为末，冷水服一钱。（肘后方）

腋下狐臭：以胡粉常粉之，或以胡粉三合，和牛脂煎稠如漆色涂之。（千金方）

寸白蛔虫：胡粉炒燥，方寸匕入肉臛中，空心服，大效。（备急方）

血风臁疮：宫粉炒过，桐油调作，隔纸贴之。（杨氏简便方）

天然散：广泛用于一切疮疡：铅粉一两，于锅中炒成深黄色研细，贮瓶备用、用法如下：

（1）疼者加轻粉少许，制乳没各一钱，血竭一钱，赤石脂（煅过）一钱，冰片一分。

（2）痒者加铜绿少许（以儿茶煎水煮过再煅成黄金色），亦可加药线末三分，金箔三帖研用。

（3）诸疮有水者，加海螵蛸一钱，文蛤一钱，灵药五分。

（4）诸疮久不收、不红只痒者，加银翠一钱。

（5）如欲生肌平口者，加龙骨一钱，象皮一钱，再加煅

丹药本草

牡蛎亦佳。（外科十三方考）

元龙丹：功专生肌敛口：铅粉一两炒黄，冰片二钱，共研细末干掺。（一壶天）

痔瘘、发背、疔疮、臁疮破流黄水，黄水到处浸淫成疮等症：杭粉一两，入倾银罐内化开，至成老金黄色时，冷定研末，加冰片三分备用，用时将药撒于患处，以手揉之其水自止，其痛亦定，且不成疮。（疡医大全）

锦堂散：功能去毒生肌、收口提脓，为外科要药：上锦堂粉（即铅粉，锦堂乃其牌名也）一两，用铜瓢炒成黄色时以纸包好，就水缸下露一宿收贮备用。（家藏抄本）

脓窝黄水常流、瘙痒不已、漫延不止，用之灵效非常：宫粉一两，炒成黑黄色，加冰片三分研末搽用。（家藏抄本）

跌打损伤：猪板油四两，连须葱一把，将油与葱放石板上以木槌打如泥状，然后以铅粉四两入砂锅炒至黄色时，入油葱内和成饼状，贴敷伤处。（神奇良方）

坠扑瘀血、从高落下，瘀血抢心、面青气短欲死者：以铅粉一钱和水服之。（肘后方）

折伤接骨：以宫粉、硼砂等分为末，每服一钱，苏木汤下、仍频饮苏木汤大效。（青囊秘录）

文献探索

陶弘景说："即今化铅所作胡粉也，而谓之粉锡，似与今乖。"

苏恭说："铅丹、胡粉实用炒锡造，陶言化铅误矣。"

朱震亭说："胡粉是锡粉，非铅粉也。古人以锡为粉妇人用以附面者，其色类肌肉，不可入药用。"

马志说："粉锡、黄丹二物俱是化铅为之。英公李勣序云，铅锡莫辨者，谓此也。按李含光音义云，黄丹、胡粉皆是化铅未闻用锡者。"《参同契》云，胡粉投火中，色坏还为

碳酸盐类药物

铅。《抱朴子内篇》云:"愚人不信黄丹、胡粉是化铅所作,苏恭以二物俱炒锡作大误矣。"朱震亭说:"胡粉是锡粉,非铅粉也……"之误则一误再误,因此李时珍已作了纠正,古人未分清楚胡粉、黄丹,主要是未经过调查研究致有此错误认识,但铅能氧化而成胡粉,锡也同样能氧化而成为白粉,"锡炒则成黑灰"是尚未到氧化的阶段故黑而不白。现把最常见的几种铅粉制法记录如下以资参证:

(1) 李时珍引用法:每铅百斤熔化,削成薄片,卷作筒,安木甑内,甑下、甑中各安醋一瓶,外以盐泥固济,纸封甑缝,风炉安火四两,养一七,便扫入水缸内,依旧封养,次次如此,铅尽为度,不尽者,留炒作黄丹。每粉一斤,入豆粉二两,蛤粉四两,水内搅匀,澄去清水,用细灰按成沟,纸隔数层,置粉于上,将干,切成瓦定形,待干收起。而范成大《虞衡志》言,桂林所做铅粉最佳谓之桂粉,以黑铅着槽瓮中罨化之。何孟春《余冬录》云,嵩阳产铅,居民多造胡粉。其法,铅块悬酒缸内,封闭四十九日,开之则化为粉矣。化不白者,炒为黄丹,黄丹滓为密陀僧,三物收利甚博。其铅气有毒,工人必食肥猪、犬肉,饮酒及铁浆以压之。枵腹中其毒,辄病至死,长幼为毒熏蒸,多萎黄瘫挛而毙。其法略皆不同,盖巧者时出新意,以速化为利故尔,又可见古人炒锡之谬。《相感志》云"韶粉蒸之不白,以萝卜瓮子蒸之则白",古人知铅有毒,其保健方法为"工人必食肥猪、犬肉、饮酒及铁浆以压之",这就是食滋补品物及有补血作用的铁浆以强壮而预防之的方法,值得后人继承学习。

(2) 宋应星《天工开物》造铅粉法:"每铅百斤,熔化削成薄片,卷作筒安木甑内,甑下、甑中各安醋一瓶,外以盐泥固济,纸糊甑缝,安火四两养之,七日期足启开,铅片皆生白霜粉,扫入水缸内,未生霜者入瓶,依旧再养七日再

丹药本草

扫,以质尽为度,其不尽者留作黄丹料。每扫下霜一斤入豆粉二两,蛤粉四两,缸内搅匀澄去清水用细灰按成沟,置隔数层置粉于上,将干,切成瓦定形,或如磊块,待干收货……"这一方法与李时珍所引之法同出一辙,可见这是明时就广泛应用的造粉方法。

(3)《本草品汇精要》造铅粉法:"以砖做灶,高五六尺,中砌一小缸,贮糟醋至八分许,以竹箪平置缸口,箪底木做井字架之,用蜀郡平泽铅,不限分量,熔化成汁,以杓倾铁锹木内,做方片,每重二十两至三百片数攒积箪上,以酱蓬覆盖,缸底用重一斤炭墼(用炭屑或粪渣等压制而成的块状物)火煨,日夜各二饼,使醋气熏蒸于上,候至二七日夜,其醋已尽,将铅片上浮粉击取称过泡水缸中,仍带水细罗澄于别缸,擎去上面清水,以粉三百斤为则,加白盐一斤,福蜜四两,二味相合炼熟,稍澄,罗滤,入粉另匀,外作一坑,上铺细沙土一层,再以棉纸严遮其上,摊粉于纸上,炕下仍煨炭墼,微火转展,将近一月方干,以竹刀切成块,冬月水寒不宜造也。"这是较前二法更进一步的造粉方法,可见古人对铅粉的制炼方法也是在改进中。

李时珍说:"胡粉能制硫黄,又雌黄得胡粉而失色,胡粉得雌黄而色黑,盖相恶也。"实际上是铅粉遇硫黄则变成硫化铅故而色黑,女人敷粉太多则面部即经常呈现令人不快的黑色瘢点(俗名粉刺,一名粉斑),即是吸入毛孔的铅粉与空间硫气结合而成为硫化铅的黑斑,这可作为矿物的鉴定标准。以上所述是前人旧法,现在介绍以下的三个比较新的方法以供参考:

第一法:插入卷叠铅板于多数之瓷器中,注加适量的醋酸以铅板宽盖之,埋置于马粪、腐槁、枯草等易发生碳酸瓦斯的颓败物中,经过相当时日铅受空气及醋酸的作用先成

"碱式碳酸铅"，再逢无水碳酸则生成白色粉状物着于铅板的上面，即是铅粉。

第二法：用密陀僧 100 份，混合醋酸铝一份及水少许，将此湿润混合物，盛于水槽中搅拌之，初生成碱式醋酸铅，通入无水碳酸，则游离出醋酸，而变"碱式碳酸铅"（铅粉）。

第三法：以醋酸铅 379 份溶于四倍量的蒸馏水中滤过，次以结晶碳酸钠 286 份溶于 10 倍量的蒸馏水中，滤过，将醋酸铅滤液注入碳酸钠滤液中，以生碱式碳酸铅的沉淀，俟沉淀后倾去上面清液，采集于滤纸上，以流水洗净干之即是铅粉。

以上的几种铅粉制造方法，前三法固然古老，但在当时是起过一定作用的。《本草品汇精要》成于 1505 年，《本草纲目》成于 1578 年，《天工开物》成于 1637 年，以年代推之《天工开物》是成于最晚，因此它的方法比前两法为更进步，但纲目、开物两法则无甚差别，故可由此推测《天工开物》法是脱胎于《本草纲目》，而《本草品汇精要》法则另是一条。

花 蕊 石

别名：花乳石。

来源：为三方晶系白云石的矿石，其产生多由钙、镁、碳酸盐溶在碳酸水中渐渐沉积而成。

成分：为碳酸钙（$CaCO_3$）、碳酸镁（$MgCO_3$）。

性味：味酸涩，性平，无毒。

功能：化瘀、止血。

主治：吐血、呕血、衄血、血崩、产后血晕、胞衣不下以及金疮出血等症。

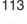

丹 药 本 草

著名方剂

花蕊石散：治虚痨吐血、五内崩损，或气虚血凝、瘀积壅聚、胸膈作痛、产后败血冲心、血迷血晕，或子死腹中、胎衣不下，疗一切金疮、打扑伤损、诸刺入肉，日久血瘀肿胀、牛马猫狗咬踢诸伤：花蕊石四两，硫黄一两，共研细末入瓦罐内，盐泥固济，晒干，安四方砖上，以炭火从巳午时煅至经宿，候冷取出研细，每服二钱，童便入酒煎热调下，乃以独参汤调理之。（局方）

花蕊石散方二：治五内崩损、喷血出斗升者：花蕊石煅存性，研如粉。以童子小便一盏，男入酒一半，女入醋一半，煎温，食后调服二钱，甚者五钱。能使瘀血化为黄水，后以独参汤补之。（十药神书）

金疮出血：花蕊石研末掺上，血即立止。（嘉祐本草）

脚缝出水：花蕊石、黄丹等分，研末掺之。（谈野翁试验方）

文献探索

掌禹锡说："花蕊石出陕、华诸郡，色正黄，形之大小方圆无定。"

苏颂说："出陕州阌乡，体至坚重，色如硫黄，块有极大者，陕西人镌为器皿。"

《庚辛玉册》载："花蕊石，阴石也，生岱州山谷中，有五色，可代丹砂、匮药，蜀中汶山、彭县亦有之。"

苏颂又说："古方未有者，近世以合硫黄同煅研末，敷金疮，其效如神。人有仓卒中金刃，不暇煅治者，刮末敷之亦效。"

李时珍说："花蕊石旧无气味，今试尝之，其气平，其味涩而酸，盖厥阴经血分药也。其功专于止血，能使血化为水，酸以收之也。而又能下死胎、落胞衣、去恶血，恶血化则胎与胞无阻滞之患矣。东垣所谓胞衣不出，涩剂可以下之，故赤石脂亦能下胞胎。与此同义，葛可久治吐血出升斗，有花蕊石散，和剂局方治诸血及损伤金疮，胎产亦有花蕊石散，皆云能化血为水，则此石之功，盖非寻常草木之可比也。"故综合本品的主治，功能不外乎化瘀、止血的两条路径，且疗效也非常可靠。

方 解 石

别名：黄石。

来源：为三方晶系菱形晶体的矿石，常由硅酸钙受热碳酸水作用分解而成，多产于石灰石附近及花岗岩中。

成分：主要为碳酸钙（$CaCO_3$），含二氧化碳（CO_2）、氧化钙（CaO），不纯者含少量的镁、铁、锰、锌、铝等杂质。

性味：味苦辛，性大寒，无毒。

功能：镇静、解热、和胃、制酸。

主治：热性病发热烦躁、慢性胃炎、吐酸口渴以及黄疸尿赤等症。

著名方剂

与寒水石大体相似，故不另附方。

文献探索

《别录》说："方解石生方山"，陶弘景说"《本经》长石一名方石，疗体相似疑即此也"，苏恭说"此物大体与石膏相似，不附石而生，端然独处，大者如升，小者如拳，甚大者方尺。或生土中或在溪水，其上皮随土及水苔色，破之方解，今人以为石膏用，疗风祛热虽同，而解肌发汗不及也。"

苏颂说："本草言生方山，陶隐居疑与长石为一物，苏恭言疗热不减石膏，若然，似可通用，但主头风不及石膏也。

丹药本草

其肌理形段刚柔皆同，但以附石不附石为言，岂得功力顿异。如雌黄、雄黄亦有端然独处者，亦有附石而生者，不闻别有名号，功能相异也。"

李时珍说："方解与硬石膏相似，皆光洁如白石英，但以敲之段段片碎者为硬石膏，块块方棱者为方解石，盖一类二种，亦可通用。唐宋诸方皆以此为石膏，今人又以为寒水石，虽俱不是，而其性寒治热之功，大抵不相远，唯解肌发汗不能如硬石膏为异尔。"石膏、方解、寒水石三物古时经常混淆，《纲目》以"敲之段段片碎者为硬石膏，块块方棱者为方解石"的见解，和现在矿物学上的方解石是一样，因此认为是方解石是正确的。

石 燕

别名：燕子石。

来源：属蠕形动物石燕科的石燕，在古代（智留利亚纪与侏罗纪之间）内海干涸成陆时，埋入土中，年久而成的化石。

成分：主要为碳酸钙，此外尚有少量磷及二氧化硅。

性味：味甘，性凉，无毒。

功能：清热、利湿、去翳、明目。

主治：淋疾、带下、溺血、便血、肠风、痔瘘、障翳、难产等症。

著名方剂

石燕丹：治冰瑕翳及外障诸翳、风热暴痛：用石燕、硼砂（铜勺内水煮干）、琥珀、飞朱砂各取净末一钱五分，冰片、麝香各一分五厘，炉甘石四两（用黄连一两，当归身、木贼、羌活、麻黄各五钱，河水二升，童便一升同煮去渣，

碳酸盐类药物

制法如同降雪膏，取净一两，入大银罐内，盐泥封固，用炭火煅一炷香，以罐通红为度，取起为末，用黄连水飞过，再入黄芩、黄连、黄柏汤内将汤煮干，以甘石如松花色），鹰粪白一钱，共研极细末，至无声为度，每用少许，水蘸点眼大眥。如枯涩无泪加熊胆一分，白蜜少许；血瞖加阿魏，黄瞖加鸡内金，风热瞖加蕤仁，热瞖加珍珠、牛黄，冷瞖加附子尖、雌黄，老瞖倍硼砂加猪胰子。(张氏医通)

石燕丸：治石淋、沙淋。用石燕（煅淬三次研末，水飞焙干）、石苇（去毛）、瞿麦穗、滑石各一两。共研为末，面糊丸如梧子大，每服十丸。食前用瞿麦、灯心煎汤送下，一日二三次。(三因方)

小便淋痛：石燕子七枚，捣黍米大，新桑根白皮三两，剉，拌匀，分作七帖。每帖用水一盏，煎七分，空心午前各一服。(简要济众方)

赤白带下，多年不止：石燕一枚，磨水服立效。(徐氏家传方)

文献探索

苏恭说："永州祁阳县西北一十里有土岗上，掘深丈余取之。形似蚶而小，坚重如石也，俗云因雷雨则自石穴中出，随雨飞堕者，妄也。"

苏颂说："祁阳县江畔沙滩上有之，或云生洞中，凝僵似石者佳"（苏恭所说的"随雨飞堕"者自然是妄但未说出理由，据苏颂说则已知是化石了）。寇宗奭也不赞同石燕能飞的说法，他说："石燕如蚬蛤之状，色如土，坚重如石，既无羽翼，焉能飞出，其言近妄。"到李时珍时更分出了雌雄，他说："石燕有二，一种是此，乃石类也，状类燕而有文，圆大者为雄，长小者为雌。一种是钟乳穴中石燕，似蝙蝠者，食乳汁，能飞，乃禽类也，食之补助与钟乳同功，故方书之助阳药中多用之。"这种分法虽然不尽合适,但至少是知道了石燕有两形状,同时也认识到石燕是类似蚬蛤一类动物的贝壳深埋土中年久成为坚重如石的东西(化石),并正确地分析和辨证了俗传中对石燕生成的不确说法。这些都充分说明了他们在研究方面具有深入、细致的态度和对事物的实事求是精神,值得我们学习。

冬 灰

来源:是由藜属植物烧成的灰。
成分:碳酸钾及碳酸钠。
性味:味辛,性微温,有毒。
功能:去黑子、蚀恶肉、下水肿。
主治:心腹冷气痛及气痛、冻死、痈疽、犬咬等症。

著名方剂

溺水死:用灶中灰一担埋之,从头至脚,唯露七孔,良久即苏。凡蝇溺水死,试以灰埋之,少顷便活,甚验,盖灰性暖而能拔水也。

堕水冻死,只有微气者,勿以火烤,用布袋或热灰放在心头,冷即换之,待眼开以温酒与之。(普济方)

阴冷疮闷,冷气入腹,肿满杀人:醋和热灰,频熨之。(千金方)

水肿:用灰同豆煮之,豆熟,去灰食豆。(本经)

文献探索

寇宗奭说:"诸灰一燕而成,其体轻力劣,唯冬灰则经三四月方撤炉。"

陶弘景说:"即今浣衣黄灰耳,烧诸蒿藜积聚炼作之,性亦烈,获灰尤烈。"

碳酸盐类药物

苏恭说"冬灰本是藜灰,余草不真,又有青蒿灰、柃灰(一作苓灰),乃烧木叶作,并入染家用,亦蚀恶肉。"

李时珍说:"冬灰乃冬月灶中所烧之薪柴灰也,专指作蒿藜之灰,亦未必然,原本一名藜灰,生芳谷川泽,殊为不通,此灰既不当言川泽,又岂方谷乃有耶?今人以灰淋汁取碱、浣衣、发面、令皙、治疮、蚀恶肉、浸蓝靛染青色。"

按:以上所说,均各有矛盾处,寇宗奭说的"冬灰则经三四月方撤炉"者是指冬季寒冷天,不易撤除的灶灰,《别录》说"生方谷川泽中"者是说明是"藜",陶氏所说的"即今浣衣黄灰耳,诸蒿藜积聚炼作之"者是指古时取杂草灰淋汁取碱法,但不是冬灰,唯苏恭所说的"冬灰本是藜灰,余草不真"则正是冬灰本物,李时珍说的"今人以灰淋汁取碱、洗衣、发面、蚀恶肉、染青色"者正是今人的灰汁取碱法,这种碱是钾碱,浸蓝靛染青色是碱性染料的必需品。"生方谷及川泽为不通"的说法是李氏未体会到那是指黎蒿类物的生产处,但李氏又在《纲目》的"藜叶"条中又指出了"鹤顶,阴草也,捣汁煮粉霜,烧灰淋汁煎粉霜,伏矾石,结草砂,制硫,伏汞及雌黄、砒石"。炼丹术中之用冬灰正是为了这种需要,故不能不弄清楚冬灰前身的"藜",藜,诗疏称为菜,《土宿本草》则称为鹤顶草,《庚辛玉册》则称为红心灰藿,《本草纲目》则称为胭脂菜,系藜科藜属,为藜之叶,生田野间,为菜类,一年生草本,高五六尺,叶质柔而阔,边缘有少数之缺刻与锯齿,叶面有粉状之小体,叶柄长,夏初梢头攒簇红花无瓣,且黄绿色之小形萼,其叶可供药用,八九月间连子采收,性味甘平无毒,功专杀虫,茎烧灰同荻灰、蒿灰等分,水和煎取汁熬膏,点疣赘、黑子,蚀恶肉,即是碱的作用,《本草纲目》冬灰条下诸灰皆是指一般柴草灰而非冬灰,炼丹术所用者必须冬灰方够条件。

丹药本草

硅酸盐类药物

玉 石

别名：玄真。

来源：为石类之美石。

成分：为 $Ca_2(MgFe)_5(OH)_2(Si_4O_{11})_2$，因化学成分的不同呈现各种各样颜色，种类较多。

性味：味甘，性平，无毒。

功能：润心肺，助声音，养五脏，止烦渴，滋毛发。

主治：胃中热渴，喘息烦满，小儿惊啼等症。

著名方剂

痃癖鬼气，往来疼痛，及心中不可忍者，不拘大人小儿：白玉、赤玉等分为末，糊丸梧子大，每服三十丸姜汤下。（圣惠方）

身面瘢痕：真玉日日磨之，久久自灭。（圣济录）

文献探索

许慎说："玉乃石之美者，有五德。润泽以温，仁也；鳃理自外可以知中，义也；其声舒扬，专以远闻，智也；不挠而折，勇也；锐廉而不技，洁也。"这说明玉是块状体，有脂肪状光泽，半透明，能断但不能挠，最妙者"其声舒扬远闻"，这是中国常用玉做乐器的缘故，所谓"叩之而鸣是真者"是用声音来做玉的鉴定法则，《别宝经》说"凡石蕴玉，但将石映灯照之，内有红光，明如初出日，便知有玉也"，这说明了玉有莹光色彩，真正拿玉的薄边来看也有半透明的莹

硅酸盐类药物

光,就是根据这些现象来认识是玉不是玉。拿种类来说,本草记载的玉,主要是以颜色来分别玉的种类,据《太平御览》说"交州出白玉,夫余出赤玉,挹娄出青玉,大秦出蔡玉,西蜀出黑玉,兰田出美玉,色如兰故曰兰田",其中"青玉"是现在所谓浅蓝的青色而非黑色,现时多指青为黑,如像元色黑布,一般人都把它叫做"青布",这种不合实际的称谓应当改正过来。"莱玉"是指绿玉,乃指绿如菜色之意。综合各家本草诸说则玉有山产、水产二种,"中国之玉多在山,于阗之玉则在河也",是知玉有山玉及河玉两种。河玉就是现代叫做沙矿的玉,而且也知道"每岁五六月,大水暴涨,则玉随流而至,玉之多寡,由水之大小,七八月水退乃可取,彼人谓之捞玉",不仅知道河水产玉,而且还知道玉的多少、大小视河水大小来定。《地镜图》说"二月山中,草木生光下垂有玉",《博物志》说"山有谷者生玉",《尸子》说"水圆折者有珠,方折者有玉",这些都是找玉的标志。这种测玉方法自然是不可靠,但是相信在有玉的地方是有草、有谷,水是方折的流动,也是颇可玩味的。玉的化裁有玉泉、玉扎、玉浆、琼浆等的类型,吴普说"玉泉一名玉屑"。陶弘景则说"此当是玉之精华者,质色明洁,可消之为水,故名玉泉,今人无复认识者通一为玉耳"。马志说"别本注云,玉泉者玉之泉液也,以仙宝玉池中者为上,故一名玉液,今仙经三十六水法中,化玉为玉浆,称为玉泉,服之长年不老,然功劣于自然泉液也"。寇宗奭说"本经言,玉泉生兰田山谷,今兰田无玉,而泉水古今不言采,陶氏言为水,故名玉泉,如此当言玉水,不当言玉泉,泉乃流布之义,今详泉乃浆字之误,去古既远,文字脱误也"。《道藏》有"金饭玉浆"之文,唐李商隐有"琼浆未饮结成冰"之诗,是采玉为浆,断无疑矣。别本所注不可取也,若如所言,则举世不能

丹药本草

得，亦谩立此名耳。李时珍则说"玉泉作玉浆甚是，别本所注，乃玉髓也。《别录》自有条，诸家未深考耳"。玉本无泉，即使消化成水，也只能称水，不应称泉，以上诸家一致作浆是正确的，苏恭说"饵玉当以消作水者为佳，屑如麻豆，其义殊深，化水法在淮南三十六水法中"，因其主成分是硅酸故能溶解于醋酸中。

青霞子做玉浆法："玉屑一升，糯米二升，地榆草一斗，取白露二升，铜器中煮，米熟绞汁，玉屑化为水，以药纳入，所谓神仙玉浆也。"陈藏器说："以玉杀朱草汁，化成醴，朱草，瑞草也，术家取蟾蜍膏，软玉如泥，以苦酒消之成水。"从以上所述说的玉及其服食的性质来看，很像现代所说的软玉，因为缅甸出产较多故亦称缅玉，云南西部由缅甸运入者颇多，现时南洋玉经李学清先生考定有辉石类的"翡翠"，是碱性火成岩变质的产物，有透闪石所成的"软玉"，东北所产的"岫延玉"，恐亦属于软玉的一种，硬度较小，其他尚有同娘共母所生的白玉髓、青玉、玉英等的同类物。

阳起石

别名：羊起石，白石，石生。

来源：为单斜晶系，角闪石的一种，常与滑石伴生于石灰岩、蛇纹岩、绿泥岩中。

成分：主要为硅酸镁 $[Mg(SiO_3)_4(SiO_3)_4]$ 及硅酸钙 $[Ca(MgFe)_3(SiO_3)_4]$，并含少量铁、锰、铝、铬。

性味：味咸，性微温，无毒。

功能：兴奋，强壮。

主治：阳痿早泄，月经不调，白带腹痛，腰膝酸软，水肿，癥瘕等症。

硅酸盐类药物

著名方剂

阳起石丸：治精冷无子：阳起石（煅，另研）、鹿茸（酒蒸焙干，另研）、天雄（炮）、韭子（炒）、酒浸肉苁蓉各一两，覆盆子（酒浸）、桑寄生、石斛、沉香、原蚕蛾（酒炙）、五味子各五钱，酒蒸糯米糊丸，如梧子大，每服三四钱，空腹时盐汤送下。(沈氏尊生)

元阳虚寒，精滑不禁，大便溏泄，手足厥冷：阳起石（煅研）、钟乳粉各等分，酒蒸附子末减半，同面糊丸，梧桐子大，每空心米饮下五十丸。(济生方)

阳痿阴汗：阳起石煅为末，每服二钱，盐酒下。(普济方)

丹毒肿痒：阳起石煅研，新水调涂。(儒门事亲)

文献探索

《别录》说："阳起石，生齐山山谷及琅玡或云山，云母根也。"

陶弘景说："此所出与云母同，而甚似云母，但厚异耳，今用乃出益州，与矾石同处，色小黄黑，但矾石、云母根未知何者是，俗用乃稀，仙经服之。"

苏恭说："此石以白色肌理似殷蘖，仍夹带云母滋润者良，故本经亦名白石，今用纯黑如炭者误矣。云母之黑者名云胆，服之损人，则黑阳起石亦必恶矣。今齐山在齐州西北，无阳起石，石乃在齐山西北六七里，庐山出之，《本经》云或庐字讹也，太山、沂州唯有黑者，白者独出齐州。"

苏颂说："今唯出齐州，他处不复有，齐州唯一土山，石出其中，彼人谓之阳起山，其山常有温暖气，虽盛冬大雪遍境，独此山无积白，盖石气熏蒸使然也，山唯一穴，官中常禁闭，至初冬，则州发丁夫，遣人监取，岁月积久，其穴益深，锼凿他石，得之甚难，以白色明莹若狼牙者为上，亦有

丹药本草

夹他石作块者不堪,每岁采择上贡,剩余州中货之,不尔,无由得也,货者虽多,而精好者亦难得,旧说是云母根,其中犹带云母,今不复见此矣,古方服食不见用者,今补下药多用之。"

李时珍说:"今以云头雨足轻松如狼牙者为佳,其铺茸苗角者不佳,王建平《典术》乃云,黄白而赤重厚者佳,云母之根也。"

《庚辛玉册》说:"阳起,阳石也,齐州拣金山出者胜,其尖似箭镞者力强,如狗牙者力微,置大雪中倏然没者为真。"

按:阳起石也就是矿物学上的阳起石,与透闪石都是丝状的集合体,透闪石为白色,苏恭所说的"此石以白色肌理似殷孽"者可能就是透闪石,根据矿物学上的记载,阳起石和云母石都属于矽酸盐类单斜晶系的矿石,虽其成分、性状、产地、效用有许多近似之处但究其实质则并不完全相同,阳起石为角闪石的一种,作斜柱状或纤维状的晶体,色灰或绿,劈之易碎,摸之有脂肪样感觉,云母石为云母族云母群的白云母,作斜方柱状或板状的透明晶体,有金属光泽,劈开可层层剥离成薄片,陶弘景谓"阳起石所出与云母同而甚似云母,但厚异耳",也说明了阳起石虽似云母,但又有不同,至于有的文献中谓阳起石即云母根的说法,可能是因其形状相似而引起的混淆。

临床方面,寇宗奭说"男子妇人,下部虚冷,肾气乏绝,子脏久寒者须水飞用之,凡石药冷热俱有毒,亦宜斟酌"。李时珍说"阳起石右肾命门气分药也,下焦虚寒者宜用之,然亦非久服之物",说明了阳起石确有补命门真火不足的作用(据现代研究,内服能增加血中矿物质,兴奋性机能),同时也提示了不可仗此久服以助欲的警告。

硅酸盐类药物

不灰木

别名：无灰木。

来源：属单斜晶系，角闪石类的石棉矿矿石，此矿石常由阳起石分解而成，多在岩石的间穴。

成分：为硅酸镁 $Mg_6[Si_4O_{10}](OH)_8$。

性味：味甘，性大寒，无毒。

功能：除烦，解热，利尿，止咳。

主治：热性病，寒热腹厥，肺热咳嗽，咽喉肿痛，小便不利，外用润泽皮肤。

著名方剂

肺热咳嗽，卧时盛者：不灰木一两半，太阴玄精石二两，炙甘草半两，贝母一两半，天南星（白矾水煮过）半两为末，每服半钱，姜汤送下。（圣济总录）

小儿久嗽：不灰木（牛粪火烧赤）、贝母（煨令黄）、甘草（炙微赤）各五钱，捣，粗罗为散，每服一钱，新汲水一小盏，点生油一二滴，打令散，煎至五分去渣，分温二服，每日四次，量儿大小加减。（证治准绳）

咽喉肿痛，五心烦热：不灰木（以牛粪烧赤）四两，太阴玄精石（煅末）四两，真珠一钱，为末，糯米糊丸，芡实大，每服一丸以生地黄汁，粟米泔研化服。日二次。（圣济总录）

热痱疮：不灰木、枣肉、石灰，研为细末敷之。（开宝本草）

霍乱烦满，气逆腹胀，手足厥冷：不灰木、阳起石（煅）、阿魏各半两，巴豆（去心）、杏仁（去皮）各二十五个，为末。粟饭丸，樱桃大，穿一孔，每服一丸，灯上烧灰烬研末，姜汤下，以利为度。（圣济总录）

丹 药 本 草

文献探索

苏颂说："不灰木出上党，今泽潞山中皆有之，盖石类也，其色白，如烂木，烧之不燃，以此得名，或云滑石之根也，出滑石处皆有之。"

陈藏器说："要烧成灰，但斫破，以牛乳煮了，黄牛粪烧之，即成灰。"

李时珍说："不灰木有木、石二种，石类者，其体坚重，或以纸裹蘸石脑油燃灯，彻夜不成灰，人多用作小刀靶，《开山图》云，徐无山出不灰之木，生火之石，在今顺天府玉田县东北。"

《庚辛玉册》云，不灰木，阴石也，生西南蛮夷中，黎州、茂州者好，形如针，文全若木，烧之无烟，此皆言石者也，伏深《齐地记》云，东武城有胜火木，其木经野火烧之不灰，谓之不灰木。

杨慎《丹铅杂录》引《太平寰宇记》云，不灰木俗多为铤子，烧之成炭而不灰，出胶州，其叶如蒲草，今人束以为燎，谓之万年火把，此皆言木者也。

按：根据各家本草记载的产地、性质、形状来看，很显然与矿物学上所说的角闪石类的石棉，作纤维状的细长形，色灰白，性能耐火，并与蛇纹石等共生（滑石多由蛇纹石分解而成）完全相同，因此各有关方面均一致认为是石棉，在工业上可织成火浣衣、手套，建筑房的薄板，以及科学试验和密封汽管等，在医药上则有镇咳、解热、利尿及润滑皮肤之效，但临床用得很少。

滑 石

别名：液石，尽石，脬石，画石。

硅酸盐类药物

来源：为单斜晶系矿石，多由蛇纹石、辉石等分解而成，常产于蛇纹岩、绿片岩等。

成分：为含水硅酸镁 $[Mg_3(Si_4O_{10})(OH)_2]$，并杂有黏土、石灰、铁等。

功能：清暑解热，渗湿利尿，收敛制泌。

主治：暑热烦渴，水泻热痢，淋疾水肿，以及溃疡、湿疹、痱子等症。

著名方剂

六一散：治暑热烦渴，小便赤涩：滑石六钱，甘草一钱，共研末开水炖服。(宣明论)

滑石散：治产后淋，滑石一两二钱五分，通草、车前子、冬葵子各一两，研为末，每服方寸匕至二匕，浆水调下。(千金方)

生肌散：疗痈疽疮疡，溃后不敛：巨滑石(飞)、碎寒水石、乌贼骨、龙骨各一两，定粉、密陀僧、白矾灰、干胭脂各五钱，研为细末，干掺。(外科精要)

痱子：滑石五钱，绿豆(微炒)四两，共研末扑之。(验方)

白龙丸：治伏暑水泻：滑石(火煅过)一两，硫黄四钱，面糊丸，绿豆大，每用淡姜汤，随大小服。(普济方)

脚趾缝烂：滑石一两，煅石膏半两，枯白矾少许，研末掺之。(集简方)

文献探索

《别录》说："滑石生赭阳山谷，及太山之阴，或掖北白山，或卷山。"

陶弘景说："滑石色正白，仙经用之为泥，今出湘州始安郡诸处，初取软如泥，久渐坚强，人多以做冢中冥器物，赭阳属南阳，掖县属青州东莱，卷县属同州荥阳，又有冷石、

丹药本草

小青黄并冷利,能熨油污衣物。"

苏恭说:"此石所在皆有,岭南始安出者,白如凝脂,极软滑,出掖县者,理粗质青,有黑点,唯可为器,不可入药,齐州南山神通寺南谷亦大有,色青白不佳,而滑腻则胜。"就这种性质来说与现在矿物学上所说的滑石是一样,也就是现在所说的滑石,但陶弘景又有"冷石小青黄,并冷利,能熨油污衣物"的说法,如此说来性质又似乎是胶铝石,过去也曾被认为是滑石。

陈藏器说:"始安、掖县所出二石形质异,作用又殊,始安者,软滑而白,宜入药,东莱者,硬涩而青,乃做器石也。"这两种产品前者才是滑石,后者则只能做器不入药用,就颜色方面来说又有乌滑石、绿滑石、黄滑石等的不同,其作用亦异,如雷敩说"凡使有多般,其白滑石如方解石,色似冰白,滑石上有白腻文者,真也,乌滑石似璧画石上有青白腻文,入用亦妙,绿滑石性寒有毒,不入药用,黄滑石似金颗颗圆,滑石上有青黑色,勿用,杀人。冷滑石青苍色,滑石上作白腻文,亦勿用之"。就产地方面来说也有种种不同,如苏颂说"今道、永、莱、濠州皆有之,凡二种,道、永州出者,白滑如凝脂,《南城志》云,誉城县出誉石,即滑石也,土人以为烧器,烹鱼食是也,莱、濠州出者理粗质青,有黑点,亦谓之斑石,二者皆可作器,甚精好,初出柔软,彼人就穴中制作,用力殊少也,本草所载土地皆是北方,而今医家所用白色者,自南方来,或云沂州所出甚白佳,与本草所云太山之阴相合,而彼土不取为药,今濠州所供青滑石,云性寒无毒,主心气涩滞,与本经大同小异"。

李时珍说:"广之桂林各邑及瑶洞中皆出之,即古之始安也,白黑二种功能相似,山东蓬县桂府村所出者亦佳,故医方有桂府滑石,与桂林者同称也,今人亦以刻图书,唯不甚

硅酸盐类药物

坚牢,滑石之根为不灰木,滑石中有光明黄子者为石脑脂。"综观以上各家记载把滑石同非滑石分析得很清楚,近人黎伯概说:"滑石有三种,二种是真,一种是假,真者,一种是川滑石,出四川,一种是漳滑石,出漳州,质皆甚滑,名实相符,细验之漳滑石性轻松,色微红,川滑石质坚致,色微青,在药性为通利小便,消解血液中之炎热从小便而出,正是利用其滑性,滑石在化学上之原质为镁,为轻金属盐类,能中和酸性液,热病及酸性发炎,滑石收其酸性液排泄于尿,非常灵敏,当用真滑石,漳产质松而轻,易通肠膜之液,川产质致而密,下行通利之力尤饶,二者比较实以川产为胜。"滑石功能滑利泻,逐湿热,治泻痢,通淋闭,故专作淋病及黄疸药。

白 垩

别名:白善土,白土粉,画粉。

来源:为非晶质石灰岩,系前世纪所繁殖的有孔虫类之死壳堆积而成,往往构成广厚地层而发现。

成分:为碳酸钙($CaCO_3$),夹杂有少量的硅酸铝、硅酸镁、磷酸钙、氧化铁等。

性味:味苦,性温,无毒。

功能:收敛、燥湿、止泻。

主治:肠炎泄泻、痔疮下血、子宫出血、阴道炎、溃疡、湿疹等症。

著名方剂

痱子瘙痒:白垩末敷之。(普济方)

臁疮不干:白善土(煅)研末,生油调搽,即愈。(集玄方)

丹药本草

衄血不止：白土末五钱，井华水调服，二服除根。（瑞竹堂方）

小儿热丹：白土一分，寒水石半两为末，新水调涂。（药证真诀）

水泄不化，日夜不止：白垩（煅）、干姜（炮）各一两，楮叶（生研）二两，为末，糊丸绿豆大，每米饮下二十丸。（普济方）

卒暴咳嗽：白善土、白矾各一两，为末，姜汁糊丸，梧子大，临卧姜汤服二十丸。（普济方）

文献探索

《别录》说"生邯郸山谷"，陶弘景说"即今画家用者，甚多而贱，俗方稀用"。

苏颂说："胡居士云，始兴小桂县晋阳乡有白善，而今处处皆有之，人家往往用以浣衣，《西山经》云，大次之山其阳多垩，《中山经》云，葱茏之山，其中有大谷，多白黑青黄垩，有五色，入药唯白者耳。"

寇宗奭说："京师谓之白土粉，切成方块，卖于人浣衣。"

李时珍说："白土处处有之，用烧白瓷器坯者"。观上诸说知道古人对于"垩"认识很早，且在宋王朝时就用来浣洗衣服，同时也利用它来烧瓷器，中国瓷驰名世界，不仅质量好而且是烧瓷最早的国家。黏土矿物主要是高岭土和膨润土，前人所说，可能把两种东西未曾分开，因为白垩为前世纪有孔虫的死壳堆积而成，成分为碳酸钙，高岭土为由正长石、白云石等分解而成，成分为碳酸铝，但从形态上来看二者又却是很相似的，一般都作白色柔软土状岩块，质极细致，所区别者，白垩常含有孔虫遗体是其特点，因此设想到古代在辨别时或许有混淆情况，高岭土在医药上也常用于固涩和止泻方面，这与白垩是一致的，但白垩含有碳酸钙成分，兼具有止血作用的不同。

云 母

别名：云英，云华，磷石，云珠，云砂。

来源：属单斜晶系，为云母群中的白云母，此矿石为花岗石中主要成分，常与正长石、磷辉石、石英等相伴生。

成分：为硅酸钾铝 $[KAl(AlSi_3O_{10})(OH)_2]$，并含有微量的氟、钛、钡、铬等成分。

性味：味甘，性平，无毒。

功能：镇怯、强壮、制酸、止泻、利尿、除湿。

主治：心悸眩晕、虚劳咳嗽、肠澼下痢、淋疾带下、胃酸过多、动脉硬化、疟疾，以及烫伤、溃疡、湿疹等症。

著名方剂

灵飞散：云母粉一斤（成炼者），茯苓八两，钟乳粉七两，柏子仁七两，干地黄十二两，菊花十五两，续断七两，白术四两，桂心七两，人参七两。

上十味捣筛，以生天门冬十九斤取汁拌药（汁多者可和之，汁少者则溲之）着铜器中悬着，甑下置黍一斛二斗蒸之，米熟出药暴干，更治捣之令细，先服方寸匕，视无毒时再多服，服时一日一服。五日血脉充盛，七日身轻，十日面色悦泽，耳目聪明，十五日行及奔马，三十日夜视有光，七十日白发尽落，故齿皆去，落去者可以新生。更取药二十一匕，白蜜和捣三百杵止，丸如桐子大，可得八十一丸，曝令燥讫，视丸表里相见如明月珠，或似萤火精珠，或赤或白，欲令发齿时生者，日服七丸，入山者日服七丸，可绝食不饥。

制云母法：白盐一斤，云母一斤：共捣之后，入重布囊

丹药本草

中揆挺之,水汰盐味尽后,纳绢囊中悬之令干,即成细粉。

又法以云母一斤,大盐一斤,渍于铜器中三四日后,蒸一日,于臼中捣之即得细粉。

按:灵飞散见于《太清经》及孙真人《千金方》,但详略不同,说明较多者为《太清经》。倪静庵师曾授我此方,并有如下的一首秘诀:

灵飞散中重云母,茯苓柏子和钟乳。桂心续断并人参,术菊地黄为佐辅。捣筛同拌天冬汁,铜盛米蒸熟为主。曝干再捣作散服,返老还童登仙府。

在民国初年时,曾亲见倪师制炼此散,治疗虚损痨瘵病收奇效。但在服药期中,斟酌病人情况,也配用了其他方药。

一切恶疮:以云母粉敷之有效。(千金方)

火疮败坏:云母粉和生羊髓涂之。(圣惠方)

粉滓面䵟、百治不愈者:云母粉、杏仁等分,黄牛乳拌略蒸,夜涂旦洗。(圣济总录)

风疹遍身:云母粉,清水调服二钱良。(千金方)

小儿下痢赤白及水痢:云母粉半两,煮白粥调食之。(食医心镜)

妇人带下:水和云母方寸匕食之,立见神效。(千金方)

服食云母法:上白云母二十斤,薄劈,以露水八斗作汤,分半淘洗二次,又作二斗作汤,纳芒硝十斤,木器中渍二十日,取出绢袋盛,悬屋上,忽见风日,令燥,以鹿皮为囊揉之,从旦至午,筛渣复揉,得好粉五斗,余者弃之,以粉一斗纳岩蜜二斤,搅糊,入竹筒中,薄削封口漆固,埋北垣南岩下,入土六尺,覆土,春夏四十日、秋冬三十日出之,当成水,若洞洞不消,更埋三十日,此水能治万病,及瘵气风疾,每以温水一合和服之,日三服,十日小便当变黄,二十日腹中寒澼消,三十日龋齿更生,四十日不畏风寒,五十

诸病皆愈，颜色日少，长生不老。（千金方）

文献探索

《荆南志》载："华容方台山出云母，土人候云，所出之处于下据取，无不大获，有长五六尺可为屏风者，但掘时忌作声也，据此，则此石乃云之根，故得云母之名，而云母之根则阳起石也。"《抱朴子》有云，服云母十年，云气常覆其上，服其母以致其子，理自然也。这是解释云母的命名来历。

《别录》说："云母生泰山山谷、齐山、庐山及琅玡北定山石间，二月采之，云华五色具，云英色多青，云珠色多赤，云液色多白，云砂色青黄，磷石色正白。"

陶弘景说："按仙经（即《抱朴子》）云，云母有八种，向日视之，色青白多黑者名云母，色黄白多青者名云英，色青白多赤者名云珠，如冰露乍黄乍黄白者名云砂，黄白晶晶者名云液，皎然纯白明澈者名磷石，此六种并好服，各有时月，其黯黯纯黑，有纹斑斑如铁者名云胆，色杂黑而强肥者名地涿，此二种并不可服，炼之有法，宜精细，不尔，入腹大害人，今江东唯用庐山者为胜，青州者亦好，以沙土养之，岁月生长。"这种直接看反射光颜色，来区别云母种属的方法，自是很好的方法，但还须要就这种性质试验才能证明是否正确，就所记载的性质来看已经分别出来的种属可能有锂云母（云英）、金云母（云珠）、白云母（云液、磷石）、黑云母（云母、地涿）、铁鳞云母（云胆）等类型，"云沙"似乎是黑云母风化后的蚀变种属。

云母古时多用作服食药，并有种种的不同炼法，《抱朴子》服五云法是"或以桂葱水玉化之为水，或以露于铁器中以原水熬之为水，或以消石合于筒中埋之为水，或以蜜溲为酪，或以秋露渍之百日苇囊挺以为粉，或以无颠草樗血合饵

丹药本草

之,服至一年百病俱除,至三年返老成童,五年可以役使鬼神"。

胡演炼云母粉:"八九月间取云母以矾石拌匀,入瓦罐内封口,三伏日则自柔软,去矾石,次日,取百草头上露水渍之百日,用韦囊梃以为粉。"

李时珍说:"云母一斤,白盐一升同捣细,入重布袋挼之,沃令盐味尽,悬高处风吹,自然成粉。"又说"盐汤煮云母亦可为粉",此外云母的服食法还很多,《云笈七签》卷七十五的一个整卷都是炼服云母的专书,计有炼云母法十个,众仙服云母法二十六个,老君饵云母方六个,仙人炼食云母一个,真人常服云母方一个,刘炼师服云母方一个,化云母为水法三个,李大夫化云母法一个,道者炼云母法一个,煮云母法二个,真人服云母法三个,神仙服云母方一个,真人食云母方四个,云浆法二个,赤松子见授云母神散方一个,蒸云母法一个,云母长生断谷丸方一个,云浆法一个,韩藏法师疗病法(全用云母粉)一个,对于云母的炼法服法等秘密法则应有尽有,不过此类石药,无论在任何情况下,都不可随便盲目乱服,否则将遇到不可弥补的重大损害。

青城山丈人观主康道丰治百病云母粉方:

用云母一斤,拆开揉入大瓶内筑实,上浇水银一两封固,以十斤顶火煅赤取出,却拌香葱,紫连翘草二件合捣如泥,后以夹绢袋盛,于大水盆内摇取粉,余渣未尽,再添草药重捣取粉,以木盘一面,于灰上印一浅坑,铺纸倾粉在内,候干焙之,以面糊丸,如梧子大,遇有病者,服之无有不效,知成都府辛谏议,曾患大风,众医不愈,道丰进此,服之神验。

《抱朴子》说:"他物埋之即朽,着火即焦,而五云入猛火中经时不焦,埋之不腐,故服之者长生,入水不濡,入火

硅酸盐类药物

不消，践棘不伤。"

李时珍说："昔人言云母壅尸，亡人不朽，盗发冯贵人冢，形貌如生，因共奸之，发晋公冢，百尸纵横及衣服皆如生人，中并有云母壅之故也。"水银、云母皆能保尸不朽，不过这是一种无谓措施，人既死亡，且深埋土中，不能有目共睹，保之何用，冯贵人之被尸奸，咎由自取，设尸体腐化仅存枯骨，何至死后若干年，尚受尸奸之辱。

云母群乃是硅酸铝与钾，钠、镁、铁或锂的化合物，并含有微量的氟、钛、钡、锰及铬等物，但由其在形态、色彩和个别含有的成分稍有区别，因此又分为以上各种不同名称的云母石，入药者以白云母〔即铝云母，成分为 $H_2KAl_3(SiO_4)_3$〕和金云母〔即镁云母，成分为 $(H,K)_3Mg_3Al(SiO_4)_3$〕二种为佳良，金云母商品名称叫做金精石，白云母商品名称叫做银精石，二者在中医的临床都做为强壮药，因此古代都称谓其炼食能治虚痨等症。

独孤滔说"云母能制汞，伏丹砂"，故炼丹术中时有需用。

浮 石

别名：浮海石，海石，水花，浮水石。

来源：为火山喷出的花岗岩岩浆，当其凝固时发散出多量气体而成的多气孔石块。

成分：以二氧化硅为主，次为三氧化铝，并夹矾土、石灰、钾、钠、镁、铁、锰等、往往有微量之氯化物及铵盐痕迹。

性味：味咸，性平，无毒。

功能：清肺降火、祛痰利尿、软坚。

丹药本草

主治：痰热咳嗽、痰涎胶结不易咯出，以及膀胱湿热小便短赤、淋疾、水肿、瘿瘤、瘰疬等症。

著名方剂

消渴引饮：白浮石、蛤粉、蝉衣等分为末，鲫鱼胆汁七个，调服三钱神效。（本事方）

咳嗽不止：浮石茶汤服或蜜丸服。（肘后方）

血淋石淋、小便涩痛：用黄烂浮石为末，每服二钱，生甘草二钱煎汤调服。（直指方）

痔疮不愈：海浮石（烧红醋淬数次）二两，金银花一两，为末，每服二钱半，水煎服，病在上食后，在下食前，一年者半年愈。（儒门事亲）

诸般恶疮：白浮石半两，没药二钱半，为末，醋糊丸，梧子大，每服六七丸，临卧冷酒下，亦治疔疮发背。（普济方）

文献探索

本草所指浮石皆自海中浮来，实则现在浮石很多，不必定是海中物，主要是火山喷出的岩浆凝固构成，海中火山活动可以产生浮石是毫无问题的，李时珍说："乃江海间细沙，水沫凝聚，日久结成者，状如水沫及钟乳石，有细孔如蛀窠，白色、体虚而轻，今皮作家用磨皮垢甚炒，海中者味咸，入药更良。"

《抱朴子》说："烧泥为瓦，燔木为炭，水沫为浮石，此皆去其柔脆变为坚刚也。《交州记》云，海中有浮石，轻虚可以磨脚，煮水饮之，止渴即此也。"本草上的说法都一致认为浮石是由水沫结成，这与事实是有着相当距离的，因浮石虽然是取自海中，但是由于海底火山爆发的岩浆凝固后为海水冲击而漂浮到海滨的，由于其受海水的作用故性质咸寒，有清上焦炎火和润下软坚之效，与海蛤壳、牡蛎、海藻、昆布等的性质极相近似。

硅酸盐类药物

陶弘景说"能止咳",朱震亭说"清金降火,消积块,化老痰",李时珍说"消瘿瘤结核、疝气、下气,消疮肿",都说明了本品色白,体轻入肺,气味咸寒润下,既有升上之能,复有达下之力,故能上治痰热,下已诸淋。

非金属类药物

石硫黄

别名： 硫黄、黄硇砂、舶来黄、天生黄、黄牙、石亭脂。

来源： 为斜方晶系，非金属元素的一种，天然产出的硫黄矿，多见于温泉地带及火山区，常与黏土、褐铁矿、方解石、石膏、石盐等共生。

成分： 纯净的为硫元素 S，常含碲与硒，并且与铁、石灰、黏土、沥青或别的不纯物掺合。

性味： 味酸，性温，有毒。

功能： 补火壮阳、祛寒除冷、疏肠导下、杀虫止痒。

主治： 命火不足、阳气暴绝、风寒湿痹、阳痿不起、虚冷滑泄、大便秘结，外用治疥癣、恶疮、顽痒等症，烧烟熏蚊子、臭虫。

著名方剂

半硫丸： 治疣癣、冷气、冷秘、虚秘：姜半夏三两，硫黄二两，研为极细末，生姜自然汁同熬，入干蒸饼末搅匀，入臼内杵数百下为丸，如梧子大，每服十五至三十丸，空腹时，无灰酒或米饮，生姜汤下，妇人醋汤下。（局方）

来复丹： 治上盛下虚，里寒外热，及痰饮伏暑，霍乱，泄泻如水，妇人产后，败血冲胃：硝石、硫黄各一两（同研为末，银石瓷器内慢火炒，柳木槌搅之，不可猛火以伤药性，研极细末），太阴玄精石（研，水飞）一两，五灵脂（酒飞去砂石）、青皮（去瓤）、陈皮（去膜）各二两研为末，醋煮

非金属类药物

米糊丸,为梧子大,每服三十丸,空腹时米汤送下。(局方)

真君妙贴散:治痈疽诸毒,顽硬恶疮,散漫不作脓,或皮破血流,湿烂疼痛及天泡火丹,肺风,酒刺等症:硫黄十两,荞麦面、白面各五两为末,并水和捏作小饼,干收之,临用细研,新汲水调敷之。(外科正宗)

硫黄杯:此杯配合造化,调理阴阳,夺天地冲和之气,乃水火既济之方,不冷不热,不缓不急,有延年却老之功,脱胎换骨之妙,大能清上实下,升降阴阳,通九窍,杀九虫,除梦泄,悦容颜,解头风,开胸膈,化痰涎,明耳目,润肌肤,添精髓,蠲疝坠,又治妇人血海枯寒,赤白带下:其法用磁碗以胡桃擦过,用无沙石硫黄生溶成汁,入明矾少许,则尘垢悉浮,以杖掠去,绵滤过,再入碗熔化,倾入杯内,荡成杯,取出,埋土中一夜,木贼打光用之,欲红用朱砂,欲青则入葡萄,研匀同煮成,每用热酒二杯,清早空心温服,则百病皆除(硫黄制剂甚多,如紫霞杯、金液丹等都是有各方剂,可参考《本草纲目·硫黄》条下附方)。

流珠丹:硫黄一斤,铛中以小麻油煮之,取黑为度,即用灰汁煮之,去油讫,即研盐于铛中伏之,用六一泥固济铛口,以文火经一日两夜,又用武火渐加,以铛赤为度,去火待寒出药,清水淘去盐味,取酒七升,蜜半升(一云一升蜜)一如紫精丹法煮之,三日三夜出药,清水淘去酒味,曝干捣筛,以枣穰丸之,更捣五六千杵,至万杵尤佳,丸如梧桐子大,空心服,每日三十丸,觉热即减至十五丸,长年服者每日只可五丸,所有冷风等病,无不愈者,忌食米醋。(太清丹经要诀)

紫精丹:石亭脂半斤,水银一斤。以上二味入瓶固济,用黄土纸筋为泥,泥瓶子身三通,可厚一大寸以上,用瓷盏

丹药本草

合瓶子口，以六一泥固济之，可厚半寸，用火三日三夜，一日一夜半文，一日一夜半武，日满出药打碎，取新竹筒盛，和醋于筒中，又于火釜中重汤煮之三日夜，需令鱼目沸，日满以冷水淘去醋味，曝干一日，还纳筒中，以清水和朴硝如前煮一伏时，出药净淘，曝干，捣为末极细，用枣穰和少麝香丸之，欲丸时用少许酥油涂手，不然即著手，丸如梧子大，每日食上服之五丸，祛诸风疾，明目，补心。二斤以上变白，功力极多卒难陈述，忌与流珠方同，亦用麝香一钱称之。（太清丹经要诀）

文献探索

硫黄种类甚多，赤色者曰石亭脂（即石硫赤），青色者曰冬结石（即石硫青），半白半黑者曰神惊石。李时珍说："硫黄秉纯阳火石之精气而结成，性质通硫，色赋中黄，故名硫黄，含其猛毒，为七十二石之将，故药品中号为将军，外丹家谓之阳侯，亦曰黄牙，又曰黄硇砂。"就产况来说《别录》谓："生东海牧牛山谷中，及太行，河西山，矾石液也。"吴普说："或生易阳，或生河西，或五色黄，是潘水石液也，烧金有紫焰。"陶弘景说："东海郡属北徐州，而箕山亦有，今第一出湖南林邑，色如鹅子初出壳者，名昆仑黄，次出外国，从蜀中来，色深而煌煌，此云帆石液，今南方则无矾石，恐不必尔。"以上所说的"矾石液"，可能是人工炼硫的记载，用黄铁矿炼硫后常可淋矾，现在有些地方还是这样做的，李珣说："《广州记》云：生昆仑国及波斯国西方明之境，颗块莹净，不夹石者良，蜀中雅州亦出之，光腻甚好，功力不及舶上来者。"苏颂说："今唯出南海诸番，岭外州郡或有而不甚佳，鹅黄者，名昆仑黄，赤色者，名石亭脂，青色者名冬结石，半白半黑者名神惊石，并不堪入药，又有一种水硫黄，出广南及资州，溪涧水中流出，以茅收取熬出号

非金属类药物

真珠黄，气腥臭，止入疮药，亦可煎炼成汁，以模写作器，亦如鹅子黄色。"

李时珍说："凡产石硫黄之处，必有温泉，作硫黄气，《魏书》云：盘盘有火山，山旁皆焦，熔硫数十里乃凝坚，即石硫黄也，张华《博物志》云：西域硫黄出且弥山，去高昌八百里，有山高数十丈，昼则中孔中状如烟，夜则如灯光，《庚辛玉册》云硫黄有二种，石硫黄生南海琉球山中，土硫黄生于广南，以嚼之无声者为佳，舶上倭硫黄亦佳，今人用配硝石，作烽燧烟火，为军中要物。"如此看来，硫黄的产况就有了五种不同的记载，其收入本草的当然还很多，又有一种所谓倭硫黄者则是出于日本，但中国也有由人工制成的倭硫黄，现代医学因加工制造方法的不同，又把硫黄分为升华、精制、沉降的三种不同类型。升华硫是由硫黄经过升华而成的，精制硫是由升华与铵水作用除去杂质而成的，沉降硫是由精制硫与煅石灰作用后以盐酸分解而成的。天然产出硫黄的较纯者则呈黄色，石硫黄为硫黄的黄色者故为上品，入药者一般皆以此品为取材，石硫青、石硫赤因其所含杂质较多故而色呈青、赤，质地略差故属下品，一般少用入药。石硫黄虽为硫黄中的上品物，因是天然产出，故不免多少尚有一些不纯物质，如硒、碲、黏土、沥青等，所以要作内服药时，则尚须经过一番加工才合要求。其加工方法在中医的传统习惯上则有用豆腐煮，以绢袋盛入无灰酒煮，填入萝卜中煨、紫背浮萍煮过、皂荚汤淘洗等等的不同方法，照这样处理后，可以达到去除硫黄臭味、火毒、杂质而使质地纯洁的目的。在现代医学方面则有用干溜法使其升华凝聚，用熔解法提取其纯品，用溶剂法剔除其杂质等的加工制炼法。经过以上这些方法制炼过的硫黄一般都是不会发生任何副作用的，未经制炼过的硫黄则只可供作外用，内服则殊不适宜。硫黄在临

141

丹药本草

床上的效用颇不一致，内服主要用作补火壮阳、疏利大肠药，外用则为杀虫止痒、治疮疥药，因此在临床时必须根据情况予以分别适当使用，才有理想的收获，特别是用作内服，必须审视患者真正属于虚寒才可使用，如阴液竭或者胃肠实热就必须禁用，这是因为硫黄性质酸温补火，阴虚实热者用之，适足以使其热愈甚、火愈炽、化源愈竭之故，但是硫黄既秉纯阳之精，赋大热之性，能补命门真火之不足，为什么又能通大肠之秘结，又复言其能止大肠之泄泻，岂不自相矛盾乎？要明了这一问题，必须首先要明了其所治之便秘与泄泻的性质。如何才能解决这一问题，我们知道，大便秘结从临床上归纳起来大致是有两个类型的，一个是阳实便秘，一个就是阴寒秘结。阳实便秘者，症必出现郁热烦躁，腹胀拒按，脉沉实，舌黄厚，治之必以苦寒泻下，如硝黄之类，借以荡涤肠胃之热结，硫黄性热非所宜也。硫黄所治之便秘则为阴寒的便秘，所谓阴寒的便秘者则为脏腑阴寒之积滞，其症每见腹胀不拒按，喜热恶冷，小便清利，舌苔白滑，脉迟或涩等，此犹天寒，水凝结冰，必以烈日高照方能冰溶冻解，硫黄大热，正足以壮命门真火，疏利大肠，以达到阳通寒散之效，其所治之泄泻亦为阴寒泄泻，盖命门火衰，无以温煦脾胃，不能腐熟水谷，精华之气难以输化，致有此疾，硫黄补命门真火，使水谷腐熟而得精化布化，故又能达到温固止泻之效。

硫黄一物在丹药制炼中尤不可少，许许多多的丹药方剂都要用到硫黄，在古代炼丹术中的使用，更见频繁。独孤滔说"硫黄能干汞，见五金而黑，得水银则色赤也"，这对硫黄的本性了解得非常具体。升炼丹药有一"无盐不白，无硫不红"的配方关键，正符合"硫黄得水银则赤"的这一说法。葛洪说"四黄唯阳侯独尊，金石煅炼者不可用，唯草木制伏者堪入药，桑灰、益母、紫荷、菠薐、天盐、

非金属类药物

桑白皮、地骨皮、马硬草、车前、黄柏、首乌、石苇、荞麦、独帚、地榆、蛇床、菟丝、蓖麻、蚕沙,或灰或汁,皆可伏之",这些草药是否真能制伏硫黄,尚待作进一步的实践证实。

丹药本草

其他化合物类药物

硼　砂

别名：蓬砂，盆砂，月石，鹏砂。

来源：属单斜晶系，为硼砂矿的矿石经熔化，除去杂质结晶而成，煅硼砂为硼砂加热后失去结晶水的再制品。

成分：为四硼酸二钠（$Na_2B_4O_7 \cdot 10H_2O$），煅硼砂为脱水四硼酸二钠（$Na_2B_4O_7$）。

性味：味甘咸，性凉，无毒。

功能：除痰热、消积块、防腐、收敛、解毒。

主治：膈热痰嗽、噎膈反胃、癥瘕结块、咽喉肿痛、口疮、牙疳、目翳以及子宫、尿道炎症、皮肤创伤、溃疡痒疹等症。

著名方剂

破棺丹：治咽喉肿痛，硼砂、白梅等分，捣丸茨子大，每噙化一丸。(经验方)

冰硼散：治咽喉口齿肿痛破烂及痰火久嗽、音哑咽痛等症：冰片五分，硼砂、玄明粉各五钱，朱砂六分。研为极细末，每用少许，搽于患处，如咽喉痛，以芦筒吹之，甚者日吹五六次立效。(外科正宗)

水眼药：治目赤肿痛、障翳胬肉：煅硼砂四钱，炉甘石、地栗粉、朱砂各三钱，海螵蛸九钱，蕤仁霜二钱，冰片一钱半，麝香九分。共研极细末，用黄连和白蜜调匀，临卧时取少许点于大眼角。(京方)

其他化合物类药物

胬肉瘀突：南硼砂（黄色者）一钱，片脑少许。研末，灯草蘸点之。（直指方）

文献探索

苏颂说："硼砂出南海，其状甚光莹，亦有极大块者，诸方稀用，可焊金银。"

寇宗奭说："南番者，色重褐，其味和，入药其效速，西戎者，其色白，其味焦，入药其功缓。"

李时珍说："生西南番，有黄白二种。西者白如明矾，南者黄如桃胶，皆是炼结成，如硇砂之类。西者柔物去垢，余五金，与硝石同功，与砒石相得也。"

《土宿本草》说："知母、鹅不食草、芸苔、紫苏、甑带、何首乌皆能伏硼砂，同砒石煅过有变化。"我国在宋代时就知道硼砂能焊金银而把它用作焊药，且也知道硼砂能柔五金而把它用作助熔剂，《丹房镜源》并说能"制汞、哑铜、结砂子"。

火 硝

别名：硝石，消石，焰硝，土硝。

来源：属斜方晶系，为产生污秽阴湿地方或墙脚及岩石表面的硝粉，经过溶化，滤去杂质再结晶而成。

成分：主要为硝酸钾（KNO_3），另外含少量硝酸钠、氯化钠及水分等。

性味：味辛苦，微咸，内服大量，能刺激消化道及肾脏，蓄积体中过量时，能引起血色素变性。肾脏炎及体虚无实邪的患者忌用。

功能：攻坚破积、利尿泻下。

主治：黄疸水肿、淋疾、便秘、伏暑、泻痢、肠痛以及目赤、口疮、喉痹等症。

丹 药 本 草

著名方剂

透膈散：治风热喉痹、血淋、热淋、气淋、石淋等五种淋疾及小便不通等症：硝石一两（不夹泥土，雪白者）生研为末，每服二钱，各依汤使，劳淋、劳倦虚损、小便不出、小肠急痛者葵子末煎汤下，通后便须服补虚丸散；血淋小便不出、时下血、疼痛满急、热淋、小便热、色赤、脐下急痛，并用冷水调下。气淋、小腹满急、尿后常有余沥者，木通煎汤下；石淋、茎内痛、尿不能出、内引小腹膨胀急痛、尿下沙石、令人闷绝者将药先入铫内，隔纸炒至纸焦为度，再研，用温水调下；小便不通者，小麦汤下；卒患诸淋者，只以冷水下，并空心调药使消如水乃服之。（灵苑方）

玉钥匙：治风热喉痹及缠喉风病，焰硝一两半，白僵蚕一钱，硼砂半两，脑子一字，为末吹之。（三因方）

赤眼肿痛：硝石末，卧时以铜箸点黍米大，入目眦，至旦以盐水洗去之。（圣惠方）

伏暑泻痢及肠风下血，或酒毒下血一服见效，远年者不过三服：火硝、舶上硫黄各一两，白矾、滑石各半两，飞面四两，为末，滴水丸，梧子大，每新汲水下三五十丸。（普济方）

水肿、淋疾：用火硝三钱，通草煎汤调服。（验方）

黄疸腹满：用火硝、枯白矾各半分为末，每用一钱，大麦粥和服。（金匮方）

眼目障翳或三五个月不见效者，一点复明：焰硝一两，铜器熔化，入飞过黄丹二分，片脑二分。铜匙急炒，入罐内收之，每点少许，其效如神。（张三丰仙方）

文献探索

马志说："以其消化诸石故名消石，初煎炼时有细芒而状若朴硝故有芒硝之号，不与朴硝及《别录》芒硝相同。"

寇宗奭说："消石是再煎炼时取去芒硝凝结在下者，精英

其他化合物类药物

既去,但余渣如石而已,入药功力亦缓,唯能发烟火。"

李时珍说:"丹炉家用制五金八石,银工家用化金银,兵家用作烽燧火药,得火即焰起,故有诸名。狐刚子《炼粉图》谓之北帝玄珠,《开宝本草》重出生消、芒硝,今并为一,并详下文。"以上三说,寇宗奭则有了混清不清的错误,消石在梁以前都与芒硝混而为一,至陶弘景时方才分开界限。陶氏说:"消石疗病与朴消相似,仙经用此消化诸石,今无真识此者,或云与朴消同山,所以朴消一名消石朴也。又云一名芒硝,今芒硝乃是炼朴消作之,并未核研其验。有人得一种物,色与朴消大同小异,朏朏如握盐雪不冰,以火烧之,紫青烟起,云是真消石也。今宕昌以北诸山有碱土处均有之。"马志对消石的体会更深刻而正确,他言陶说虽然正确,但嫌其说法曲折多端,认为是无的识。他说:"此即地霜也,所在山泽,冬月地上有霜,扫取以水淋汁,后乃煎炼而成,状如钗脚。好者长五分以来,陶说多端,盖由不的识之故也。"陶说"朏朏如握盐雪"是表示消石的形状有长柱状和粒状的两型,"以火烧之,紫青烟起是真消石",不仅知道真的消石可以烧,而且还知道它烧起来时会发紫青烟,以紫青烟的特点来鉴别消石和朴消的方法,可说是正抓住了消石的特征。马志谓"即地霜也",这地霜当然就是原来天生消石,再经煎炼加工,当然就更纯洁了。而李时珍则叙得更彻底,他说:"消石,诸卤地皆产之,而河北庆阳诸县及蜀中尤多。秋冬间遍地生白,扫取煎炼而成。货者苟且,多不洁净,须再以水煎化,倾盆中一夜结成,澄在下者,状如朴消,又名生消,谓炼过生出之消也(马志所说的生消是未经煎炼者,此处所说的生消是指炼过重生出来的消),结在上者,或有锋芒如芒硝,或有圭棱如马牙消,故消石亦有芒硝、牙硝之名,与朴硝之芒、牙硝同称,而水火之性则异也。崔昉《外丹本

丹药本草

草》云，消石，阴石也，此非石类乃碱卤煎成，今呼焰硝，河北商城及怀卫界，沿河人家刮卤淋汁炼就，与朴硝小异，南地不产也。升玄子《伏汞图》云，消石生乌场，其色青白，用白石英炙热点上，便消入石中者为真（这表现出消石能窜金入石，与芒硝迥然不同）。其石出处，气极秽恶，飞鸟不能过其上，人或单衣过之，身上诸虫悉化为水，能消金石为水，服之长生，以形若鹅管者佳。按升玄子所说，似与今之消石不同，而姚宽《西溪丛话》以其说为真正消石，岂外国所产与中国异也，抑别一种耶，当俟博物者订正。"土宿真君说："消石感海卤之气所产，乃天地至神之物。能寒能热，能滑能涩，能辛能苦，能酸能咸，入地千年，其色不变。七十二石，化而为水，制伏草木，柔润五金，制炼八石，虽大丹亦不舍此也。"李时珍又说："土宿之说乃消石神化之妙，《别录》列于朴消之下，误矣，朴消属水，味咸而气寒，其性下走，不能上升，阴中之阴也。故唯荡涤肠胃积滞，折治三焦邪火，消石属火，味辛带苦微咸，而气大温，其性上升，水中之火也。故能破积散坚，治诸热痛，升散三焦火郁，调和脏腑虚寒，与硫黄同用，则配类二气，均调阴阳、有升降水火之功……"

按：消石、朴消的混淆正和石膏、寒水石的混淆一样，晋唐诸家本草，皆执泥而猜，都无定见。到马志《开宝本草》，方才指出消石是由地霜炼成，而芒硝则由朴消炼成，一言足破诸家之惑。晋唐诸家之误，盖因消石一名芒硝，朴消一名消石朴的称谓招来的混淆不清，而未体会到消有水火二种的不同。我们知道在矿物学上，消石是属于硝酸盐类的斜方晶系，其天然产品多见岩石、墙壁及阴湿的地方。结晶体呈六棱的冰柱状，味咸苦，医药上用作利尿剂。而芒硝则属于硫酸盐类的单斜晶系，天然产出的多见于干涸的湖底等处，性状为无色透明的结晶体，味咸苦，是一种盐类泻剂。根据以上情况,二者无论在产地、种类、性状上都各有其不同的地方,古代的互相混淆主要是由于名称的讹乱所致。《本草纲目》消石正误条分析得非常具体,值得参考。

附:多能鄙事死硝法:以牢砂锅一个,盛硝深锅乃不溢出,先滴水数滴于炉火中,便放硝锅于上,用瓦盖口,勿令灰入,顷刻成水,却用甘草截长一寸,后投入甘草,无焰有烟,绝则硝死,出之。

又死砒硝法:以砒、硝各一两,别为细末,入锅内大火作汁,瓦盖口,候无烟倾入槽定净,收一两半。

铁 华 粉

别名:铁霜,铁艳粉,铁胤粉。
来源:为铁与醋酸作用后生成的锈末。
成分:为醋酸亚铁 $[Fe(C_2H_3O_2)_2 \cdot H_2O]$。
性味:味咸,性平,无毒。但内服多量,则能刺激胃黏膜而引起食欲不振、大便秘结,严重时恶心呕吐、胸部不舒等症状发生。
功能:安神、镇静、祛邪、解毒、强壮。
主治:健忘、惊悸、痫疾、癥瘕、贫血、脱肛、阴挺等症。

著名方剂

贫血萎黄:铁华粉和枣肉捣烂为丸,开水送服五钱。(验方)
妇人阴挺:铁胤粉二钱,龙脑半钱,研末,水调刷产门。
(世医得效方)

文献探索

马志:铁华粉制法:取钢煅做叶,如笏或团,平面磨错,令光净,以盐水洒之,于醋瓮中,阴处埋之,一百日后铁上生衣,即成粉矣。刮取细捣筛,入乳钵研如面,和合诸药为丸散,此铁之精华,功用强于铁粉也。

大明说:"悬于酱瓶上生霜者名铁胤粉,淘去粗渣咸味烘干用。"按制造原理来说应该是氯化铁。后一方法是"悬于酱瓶上生霜",酱的主要成分是发酵的蛋白质及盐,这样和铁化合也应该产生低铁,它的功用是要强于铁粉,因为氯化铁是能溶于水的,因此作用是要比铁华粉快得多。但又有人认为主成分是醋酸铁 $[Fe(C_2H_2O_2)_2 \cdot H_2O]$,性味咸平无毒,功能镇惊痫、疗疮疡,用作镇逆解毒药有显著功效。古人认为这种作用是由于铁性重坠的缘故,这种解释虽未尽科学,但其实际效用又确实不错,这种原因可肯定说是铁的补血作用,因服补血药可减除病人心悸、眩晕、精神等虚性兴奋,故能收得如此疗效。

铅 霜

别名:铅白霜。

来源:为人工制造的铅化合物。

成分:为醋酸铅 $[Pb(C_2H_3O_2)_2 \cdot 3H_2O]$。

性味:味甘酸,性极冷,有毒。

功能:收敛、制泌、止泻、消炎、镇惊。

主治:肠炎下痢、出血、痰涎、惊悸以及皮肤糜烂等症。

著名方剂

惊风痫疾、喉闭牙紧:铅白霜一字,蟾酥少许为末,乌梅肉蘸药于龈上搽之,仍吹通类药散,良久便开。(普济方)

小儿惊热、心肺积热、夜卧多惊:铅霜、牛黄各半分,铁粉一分,研匀,每服一字,竹沥汤下。(圣济总录)

喉痹肿痛:铅白霜、甘草各半两,青黛一两为末,醋糊

其他化合物类药物

丸,芡子大,每含咽一丸立效。(宣明方)

口疳糜烂、气臭出血,不拘大人小儿:铅白霜、铜绿各二钱,白矾豆许,为末扫之。(宣明方)

痔疮肿痛:铅白霜、白片脑各半字,酒调涂之,随手见效。(婴童百问)

文献探索

苏颂说:"铅霜极冷,治风痰及婴孺惊滞药,今医家用之尤多。"

李时珍说:"乃铅汞之气交感英华所结,道家谓之神符白雪,其坠痰祛热、定惊止泻,盖有奇效,但非久服常用之物耳,病在上焦者宜此清镇。"

寇宗奭说:"涂木瓜即失酸味,金克木也。"铅霜涂木瓜失酸味的作用,正与以铅粉入酒中治败酒的作用是一样,不一定就是金克木,西人称醋酸铅为铅糖,糖变酒、酒变醋、醋又变糖的三变化是化学上的自然循环作用。

铅霜的生成李时珍说:"以铅打成钱,穿成串,瓦盆盛生醋以串横盆中,离醋三寸,仍以瓦盆覆之,置阴处,候生霜刷下,仍合住。"苏颂说:"是用铅杂水银十五分之一合炼作片,置醋瓮中密封,经久成霜。"近代的化学制法则是以氧化铅溶解于稀醋酸中,放置析出结晶而得,根据这种情况来看,虽然两者在具体的配合制作方法上稍有不同,但其生成铅霜的原理却是一样的,它们都是由铅、醋酸、水及空气等作用而生成的。其化学反应式:氧化铅与醋酸作用者为:

$$PbO + 2CH_3COOH \longrightarrow Pb(C_2H_3O_2)_2 + H_2O$$

铅与醋酸作用者为:

$$2Pb + 2CH_3COOH \xrightarrow{O_2} Pb_2O(C_2H_3O_2)_2 + H_2O$$
$$Pb_2O(C_2H_3O_2)_2 + 2CH_3COOH + 5H_2O \longrightarrow 2[Pb(C_2H_3O_2)_2 \cdot 3H_2O]$$

丹药本草

苏颂的制法与李时珍的制法基本上是相同的，其不同者仅杂有水银十五分之一而已。故知其制品除含主成分的醋酸铅外，还含有微量的醋酸汞，现代化学的铅白霜制法是：

置醋酸于瓷器中投入氧化铅，初以常温、次以微温使之溶解，并乘温滤过，放冷结晶，然后置于漏斗上，滴去液分，再扩布于纸上，在常温中干燥之。如要精制，可将此初制品溶于同等量的沸汤中，加稀醋酸少许乘温过滤，放冷结晶，即得纯净的醋酸铅（铅霜）。这是实验室的制法，如要大量生产时可按此比例扩大之即行。

铜 青

别名：铜绿。

来源：为铜表面与二氧化碳或醋酸相接触后，经过放置生成一种绿色或蓝色的锈衣。

成分：为各种碱式醋酸铜的混合物，一类为碱式碳酸铜。

性味：味酸涩，性平，有毒。

功能：吐风痰、蚀恶肉、杀虫、止痒、解毒、止血。

主治：中风痰涎壅甚、食物中毒、喉痹咽痛、口鼻疳疮、睑赤肿痛以及恶疮顽癣、赘瘤疣痣、金疮出血、虫蛇咬伤等症。

著名方剂

碧林丹：治痰涎壅盛、卒中不语及一切风瘫等症：生铜绿二两，乳细，水化去石，慢火熬干再研极细，然后加入麝香一分和匀，用糯米粉糊和丸，弹子大，阴干。卒中者，每丸做二服，薄荷酒研下，余风朱砂酒化下，吐出青碧涎，泻下恶物，大效。（经验方）

口鼻疳疮：铜青、枯矾各等分，研敷之。（验方）

其他化合物类药物

烂眩风眼：铜青水调，涂碗底，以艾熏干，刮下涂烂处。（卫生易简方）

臁疮顽癣：铜绿七分研，黄蜡一两熬化，以厚纸拖过，表里俱以纸隔，贴之出水妙，亦治杨梅疮及虫咬。（笔峰杂兴）

赘瘤死肌，毒蛇咬伤等症，铜青研末敷患处。

杨梅毒疮：铜绿醋熬研末，烧酒调搽，极痛出水，次日即干，或加白矾等分，研掺。（简便方）

文献探索

铜青又名铜绿，是铜的锈衣。陈藏器说："生熟铜皆有青，即是铜之精华，大者即空绿，以次空青也，铜青则是铜器上绿色者，淘洗用之。"李时珍说："近时人以醋制铜生绿，取收晒干货之"（以米醋涂抹铜上放置在潮湿的地方，经一定时间使醋酸、水蒸气和铜起化学作用而生绿色锈衣，用这种方法制成的铜青其化学成分为碱式醋酸铜，是为真正的铜青）。铜青有二种，一是李时珍说的"以醋制铜生绿"，则是用人工方法来制造铜青，醋酸虽然是弱酸，其中当可产生部分的醋酸铜；另一种则是将铜放置潮湿空气中，使二氧化碳、水蒸气和铜起化学作用而生成绿色锈衣，把它刮取下来也叫做铜青，其化学成分为碱式碳酸铜 [$CuCO_3Cu(OH)_2$]，直到现在还有采用这种方法制造的。还有一种用绿青（天然产的碱式碳酸铜）与熟石膏加水拌和压成扁块，切成方形，用高粱酒喷之，使表面显出绿色，内淡绿色时，取出充作铜青药用的。

铜青和铜绿本来是一种东西的两个称呼，可在中国的很多地方却把它分成了两物，在北京市的中药店则销铜绿一种，制造此药者只元盛局一家，其制造方法是：

（一）铜青：又名西绿，将纯熟铜板置木箱内，复以醋醅子（酿造米醋时出醋者称醋，未出醋者称醅）浸之，用量

丹药本草

以能将铜版埋没为度,厚约二厘米,置温室中(约40℃~50℃),半月后铜版上即生成绿色锈衣一层,用刀刮下研细。每300两铜锈末加白冰糖一斤,透骨草一两,五加皮熬的水,再加烧酒一斤,米醋三斤及常水适量,混捣成四方块状(每块六市两),晾干即成。又名西绿,多销于山东、蒙古等地,以煮染虬角、皮革或配油料,一小部分则供药用。

(二)铜绿:取铜青末(即第一法所述,由铜版上刮下来的铜锈末而未经过加工者)一斤半,用米醋泡二三日(夏天则用常水泡),取出加米醋一百斤,再加适量常水混匀、捣成泥状,摊涂在先用桐油涂过一薄层的木盘上,厚约0.3厘米,于阳光下直晒之,待微干时用刀切成方块,再晒干即成。晒干后呈浅绿色,这种铜绿可说就是稀释了的铜青,多销于东北、河北等地,主要为药用,小量供绘画颜色。经检验结果,铜青含约50%的醋酸铜。陈藏器说"即是铜之精华"的说法显然是不够认识,明明是铜经过醋酸酸化过后的化学产物,何能把它说成是精华?这是古人为时代背景所限的必然反映,我们不能责之太苛。《抱朴子》说"铜青涂木入水不腐",这种说法还待试验来做证明。果尔,也是木材防腐的一种方法。

各家丹药处方用途一览表

方　　名	配　　伍	作　　用	来　　源
拔粹丹	水银一两，火硝一两，白矾一两，生铅一两，青盐一两，升香三炷	提脓、生脓、化腐	疡医大全
五虎丹	水银两五，火硝二两，白矾二两，朱砂一两，雄黄八钱半，升香三炷	治发背、疗疮、恶疮、起钉、拔箭、喉痹并效	疡医大全
五虎红降丹	水银二两，火硝二两，白矾二两，皂矾五钱，食盐五钱，降香三炷	化腐、去管、出骨	家藏抄本
五虎丹（1）	水银四两，火硝一斤，白矾四两，皂矾五钱，雄黄五钱，升香三炷	化腐、生新	家藏抄本
五虎丹（2）	水银一两，火硝一两，白矾二两，皂矾二两，食盐五钱，降香三炷	专治一切疮毒，未溃者可消散，取痔子、瘘管尤妙	活人心书
五虎丹（3）	水银一两，火硝一两，白矾五钱，朱砂一钱，白砒五钱，皂矾二两五钱，降香三炷	烂肉迅速	家藏抄本

丹药本草

续表

方　名	配　伍	作　用	来　源
五虎丹（4）	水银一两，火硝一两，白矾一两，硼砂二钱，斑蝥五只去头翅，红娘五只去头脚翅，降香一炷	化管去绵	家藏抄本
五虎丹（5）	水银二两，火硝二两，白矾二两，辰砂三钱，月石一钱，扫粉五分，升香三炷	化腐、去绵、取管	急救良方
五虎丹（6）	水银两五，火硝两五，白矾两五，硇砂一两，月石一两，铜绿五钱，升香三炷	专取痒子，化管、出骨	寿世仙方
五虎丹（7）	水银五钱，火硝五钱，白矾两五，皂矾六钱，银朱五分，升香三炷	治一切烂疮，扫之生肌，若疮口脓不出者用纸捻蘸药插入孔内	集验方
加味五虎丹	水银一两，火硝一两，白矾一两，雄黄一钱，朱砂一两，皂矾一两，升香三炷，丹成加浮石二钱，煅茧二钱，冰片一分	每用一分荞面为丸，圆肉包吞，能治杨梅、鱼口、便毒、臁疮、疔毒、痒毒、背搭、痈疽恶疮，冷开水送服，忌热食	师授

156

各家丹药处方用途一览表

续表

方　名	配　伍	作　用	来　源
佛金滚脓丹一名硇砂丹	水银一两，火硝一两，白矾一两，胆矾二钱，白砒五钱，朱砂二钱，铜绿二钱，硇砂二钱，佛金五十张，降香三炷	化腐、提脓、拔毒、去管，功效极佳，可用到多方面去	师授
万应灵丹	水银五钱，火硝两二，白矾两五，皂矾一两，青盐五钱，月石五钱，雄黄钱半，白砒钱半，降香三炷	一切痈疽诸疮，怕开刀者，以针挑破浮皮，用丹一厘调点患处，即溃头出脓。如根盘大者则用丹五厘，贝母末一钱，浓茶调敷周围必起泡，黄水流出其毒即消	疡医大全
大乘丹	水银一两，火硝四两，白矾一两，辰砂一钱，铅粉二钱，升香三炷，丹成加麝香、冰片各五分	如用以提脓则加红粉一钱，铅粉一两，扫粉五钱，银朱五钱	家藏抄本
点喉丹（甲）	水银两五，火硝二两五，白矾二两，黑铅二两，月石五钱，轻粉二钱，升香三炷，丹成加麝香五分、冰片二钱	凡患喉痛急症者先以吹喉散吹之，吹后听其流涎，俟涎尽时即可以此丹点之，不可多，多则一米粒，少则半米粒	师授

丹药本草

续表

方　名	配　伍	作　用	来　源
点喉丹（乙）	水银二两，火硝二两，白矾二两，青矾三钱，雄黄二钱，月石四钱，银朱三钱，升香三炷，丹成番硇五钱，冰片五钱	用前吹点药后其病即当退去八九，如尚未净尽者则用此丹照前法点之，无有不效	师授
附吹喉散方	蚕蛾纸五钱烧过，五倍子三钱，白矾四钱，马勃灰二钱，人中白一两瓦上煅过，冰片一钱，共研细末，收贮备用	配合吹喉丹用	师授
八宝化腐丹	水银一两，火硝一两，白矾一两，月石六钱，皂矾六钱，胆矾六钱，雄黄六钱，朱砂六钱，升香三炷	提脓、拔毒、化腐	家藏抄本
八宝生肌丹	水银一两，火硝一两，白矾一两，浮石三钱，月石三钱，辰砂三钱，蜈蚣二条，升香三炷，丹成加糯粉五钱，麝香一钱，冰片一钱	生肌、敛口	寿世金针

各家丹药处方用途一览表

续表

方　名	配　伍	作　用	来　源
七星丹（1）	水银一两，火硝两五，白矾两五，石膏一两，黄丹一两，升香三炷，丹成加麝、片各二分	治一切疮癣、杨梅诸毒，无不神效	家藏抄本
七星丹（2）	水银八钱，火硝七钱，白矾六钱，青矾六钱，月石三钱，铜绿三钱，青盐六钱，降香三炷	拔毒、去腐、化管、出骨	家藏抄本
七星丹（3）	水银两二，火硝两二，白矾两二，辰砂三钱，升香三炷，丹成加蜈蚣三条，全虫三钱，麝香二分，冰片二分	用于一切外科疮疡	家藏抄本
七贤丹（1）	水银一两，火硝一两，白矾一两，扫粉二钱，珍珠二钱，银朱三钱，升香三炷，丹成加麝香五分，冰片五分	拔毒、化腐、生肌、敛口	活人心鉴
七贤丹（2）	水银一两，火硝一两，白矾一两，皂矾一两，升香三炷，丹成加朱砂三钱，白及末五分，麝香五分，冰片一钱	生肌、敛口	师授

丹药本草

续表

方　名	配　伍	作　用	来　源
八宝丹（1）	水银一两，火硝四两，白矾一两，朱砂三钱，珍珠三钱，琥珀三钱，玛瑙三钱，珊瑚三钱，升香三炷，丹成加麝香三分，冰片五分	治蚁虫鼻痔、杨梅毒疮、癣癞等症，作丸内服，并在患部搽之，效力极好	师授
八宝丹（2）	水银一两，火硝一两，白矾一两，朱砂一两，珍珠三钱，红砒三钱，黑铅五钱，升香三炷	专治一切痈疽等症，功能化腐生肌	家藏抄本
八宝丹（3）	水银一两，火硝一两，白矾一两，灵砂四钱，珍珠二钱，海金砂四钱，阳起石八钱，升香三炷	专治杨梅、下疳、鱼口、便毒等症，其效甚神	师授
八宝丹（4）	水银二两，火硝二两，白矾一两，珍珠二只，月石一钱，玛瑙三钱，升香三炷，丹成加麝香二分，冰片一钱	化腐、生肌、收口	活人金鉴
九龙丹（1）	水银一两，火硝一两，白矾一两，白砒五钱，扫粉五钱，青盐一两，降香三炷	托毒、化腐	师授

各家丹药处方用途一览表

续表

方　名	配　伍	作　用	来　源
九龙丹（2）	水银一两，火硝四两，皂矾五钱，炉甘石三钱，珍珠三钱，黑铅一两，升香三炷，丹成加麝香五分，冰片八分	不论阴阳二症，功能去腐化毒	家藏抄本
九龙丹（3）	水银两五，火硝四两，白矾二两，明雄二钱，朱砂二钱，铜绿二钱，胆矾二钱，轻粉二钱，滑石二钱，皂矾二钱，升香三炷	化腐、退管、托毒，极有效力	家藏抄本
九龙丹（4）	水银一两，火硝二两，白矾两五，朱砂三钱，扫粉五钱，月石三钱，炉甘石三钱，升香三炷，丹成加辰砂三钱，扫粉五钱，麝香五分，冰片五分	提脓、化腐、生新	师授
九龙丹（5）	水银三钱，火硝三钱，白矾三钱，月石二钱，银朱三钱，扫粉二钱，朱砂三钱，琥珀一钱，升香三炷，丹成加麝香、冰片各三分	治杨梅诸疮结毒	疡科一得

161

丹药本草

续表

方　名	配　伍	作　用	来　源
九龙丹（6）	水银一两，火硝八钱，白矾一两，朱砂五钱，银朱五钱，百草霜五钱，升香三炷，丹成加麝香二分，冰片三分	治杨梅结毒、鱼口绣颈、腊竹花、汤火伤、杖伤，麻油调搽，一切烂疮干掺，外用白玉膏盖之，生肌收黄水最效	师授
九转丹	水银一两，火硝一两，白矾一两，银朱一两，铜绿四钱，胆矾三钱，黄丹五钱，轻粉四钱，升香三炷，丹成加麝香、冰片各三分	治一切下身诸疮、多年不愈癣疮诸药不效者用之有效	师授
十全丹	水银五钱，火硝五钱，白矾五钱，升香三炷，丹成加入银朱一钱，扫粉一钱，朱砂一钱，珍珠一钱，炉甘石一钱，麝香、冰片各一分	一切杨梅结毒、鱼口便毒、绣颈下疳及诸疮不收口者用之皆效	湖海秘录
水火丹	水银五钱，扫粉一钱，铅粉五钱，炉甘石五钱，铜绿三钱，锡皮五钱，硫黄五钱，雄黄五钱，升香三炷	功能去毒拔脓、生肌长肉，凡一切久不收口之疮皆可用之，并治烫火伤，神效	湖海秘录

各家丹药处方用途一览表

续表

方　名	配　伍	作　用	来　源
滚脓丹（1）	雄黄五钱，硼砂五钱，白矾五钱，文火升三香，丹成刮下退火，用时制成线条插入瘘孔	将药线插入疮孔脓管尽化，俟管尽后再用生肌丹药收口，神效	湖海秘录
滚脓丹（2）	水银五两，火硝两五，白矾二两，银朱三钱，朱砂三钱，蜈蚣三条，升香三炷，丹成加白蜡二钱	专门提脓、生脓	师授
滚脓丹（3）	水银一两，火硝一两，白矾两五，扫粉四钱，升香三炷，丹成加银朱一钱，朱砂二钱，麝香、冰片各五分	功专提脓、拔毒	良方集验
滚脓丹（4）	水银一两，火硝二两五，白矾两五，银朱三钱，月石五钱，辰砂三钱，朱砂三钱，扫粉五钱，升香三炷	提脓、拔毒	外科金针
滚脓丹（5）	水银二两，火硝二两，白矾二两，珍珠五钱，龙骨五钱，轻粉四钱，升香三炷，丹成加麝香、冰片各一分	提脓拔毒、化腐生肌	回生集

丹 药 本 草

续表

方　名	配　伍	作　用	来　源
大滚脓丹	水银五钱，火硝五钱，白矾五钱，青矾五钱半，胆矾二钱半，淮盐二钱半，铜绿五分，升香九炷，丹成后做成线条备用	化腐、提脓、生肌	外科十三方考
小滚脓丹	水银一两，火硝一两，白矾一两，胆矾五钱，青矾一两，淮盐五钱，升香五炷，丹成制成药捻用	同大滚脓丹，唯力量比较平和	外科十三方考
五虎滚脓丹	水银二两，火硝二两，白矾二两，月石五钱，铜绿五钱，朱砂五钱，升香三炷	为鼠疮、瘰疮、顽疮要药	家藏抄本
五福滚脓丹	水银一两，火硝一两，白矾一两，皂矾一两，铜绿五钱，朱砂五钱，升香三炷	一切疮毒脓水不尽、口小里大者以此丹滚之	回春集
扫蛮丹	水银四两，火硝六两，白矾一两，黑铅二两，食盐一钱，升香三炷，丹成埋土退火后用	专治鼠疮、瘰疮、顽疮	家藏抄本

各家丹药处方用途一览表

续表

方　名	配　伍	作　用	来　源
五色夺命丹	水银二两,火硝二两,白矾二两,青矾四两,扫粉五钱,黑铅一两,升香三炷	专治一切溃烂顽疮	家藏抄本
五灵升药	水银五钱,火硝八钱,白矾八钱,朱砂三钱,雄黄二钱五分,升香三炷	凡一切无名肿毒如溃久肉败、四边紫黯色,将丹水调研匀扫于黑黯肉上可立刻红活,死肉脱去再上生肌药收功,瘘管则用捻上,七日其管即随捻脱出,灵效非常	种福堂方
五宝丹(1)	水银一两,明矾二两五,皂矾二两五,朱砂二两五,雄黄二两五,升香三炷,丹成加乳香、没药各三钱	治痈疽恶疮、杨梅等症	家藏抄本
五宝丹(2)	水银五钱,火硝八钱,白矾一两,雄黄二钱,银朱二钱,升香三炷	专治杨梅毒疮	怀德堂方
五宝丹(3)	水银五钱,火硝一两,白矾一两,青盐五钱,皂矾一两,升香三炷	治一切恶疮怪症	家藏抄本

丹药本草

续表

方 名	配 伍	作 用	来 源
五仙丹	水银一两,火硝一两,白矾一两,石膏五钱,扫粉五钱,升香三炷,丹成加麝香、冰片各三分	诸疮通用	家藏抄本
五蕴丹	水银一两,火硝一两,白矾一两,金精石一两,银精石一两,升香三炷	治一切疮毒如神	家藏抄本
五气丹(1)	水银两五,火硝两五,白矾两五,皂矾两五,青盐一两,升香三炷	无说明	曹畸庵
五气丹(2)	水银一两,火硝一两,白矾一两,皂矾一两,青盐一两,升香三炷	无说明	曹畸庵
五仙丹	水银二两,火硝二两,白矾二两,青盐一钱,红砒二钱,降香三炷	专取痒子,用时以饭为丸如黄蒲子大,一日一换,小者三天掉落,用天然散生肌、收口	外科十三方考
五彩丹	水银一两,火硝一两,白矾一两,青盐一钱,朱砂五钱,升香三炷	专治杨梅毒疮	家藏抄本

各家丹药处方用途一览表

续表

方　名	配　伍	作　用	来　源
开天丹	水银二两，火硝一两，白矾五钱，皂矾二两，黑铅五钱，朱砂五钱，白砒三钱，升香七炷	化管、去绵、提脓、排毒	家藏抄本
四孔丹	水银一两，火硝一两，白矾一两，银朱一两，前三味升三炷香，丹成后加入后一味	生肌、敛口	便民集
四圣丹	水银一两，火硝一两，白矾一两，辰砂五钱，升香三炷，丹成后加大黄三钱，象皮五钱	生肌、敛口	家藏抄本
六合丹（1）	水银一两，火硝一两，白矾一两，青矾三钱，月石三钱，升香三炷，丹成加麝香、冰片各五分	专治一切热毒溃烂各疮	家藏抄本
六合丹（2）	水银一两，火硝一两，白矾一两，珍珠一钱，升香二尺八寸，丹成加麝香、冰片各五分	生肌、敛口	家藏抄本

续表

方　名	配　伍	作　用	来　源
六合丹（3）	水银一两，火硝一两，白矾一两，炉甘石一两，朱砂一两，升香三炷，丹成加麝香二分	专治杨梅毒、风火癣	师授
六成丹（4）	水银一两，火硝一两，白矾一两，胆矾一钱，铜绿一钱，月石一钱，磁石一钱，升香三炷，丹成后加麝香二分，冰片五分	诸疮脓清不收口者有良效	师授
六成丹（5）	水银一两，火硝两五，白矾一两，胆矾一两，雄黄一两，硫黄五钱，升香三炷，丹成加麝香二分，用飞面做成锭子，如取痔子，则加食盐一两同升	一切烂疮、取管甚灵	师授
六成丹（6）	水银一两，火硝一两，白矾一两，铜绿一两，银朱五钱，铅粉一两，升香三炷	治瘰疬、杨梅结毒及极痒之疮甚灵	师授

各家丹药处方用途一览表

续表

方　名	配　伍	作　用	来　源
六神止痛如神丹	水银一两，火硝一两，白矾四钱，月石二分，雄黄三分，升香四寸，丹成加麝香、冰片各一分	将丹掺于膏药上贴疮立能止痛	回生集
七仙丹	水银一两，火硝三两，白矾一两，青矾六钱，食盐三钱，黑铅六钱，升香三炷，丹成加麝香、冰片各三分	治诸疮之阴阳不分者	急救方
七仙丹	水银一两，火硝一两，白矾一两，银朱五钱，胆矾四钱，升香三炷，丹成加入铅粉一两，铜绿四钱，胆矾五钱，甘石二钱，麝香二分，冰片一钱	化腐、生肌、收口	师授
七星丹（1）	水银一两，火硝四两，白矾两八，青矾五厘，扫粉一分，银朱三分，朱砂三分，升香二炷	一切疮疡均可通用	济世权变录
七星丹（2）	水银五钱，火硝五钱，白矾五钱，银朱六钱，扫粉三钱，珍珠二钱，升香三炷，丹成加麝香三分	一切阴癣烂疮杂症均有良效	验方选录

续表

方 名	配 伍	作 用	来 源
七星赶月丹	水银一两，火硝一两，白矾一两，青矾三钱，青盐三钱，白砒五分，雄黄一钱，升香三炷，丹成加冰片一钱	治诸瘘及踏骨黄等症有效	海上良方
八仙丹	水银一两，火硝两五，白矾两二，雄黄五钱，朱砂五钱，扫粉三钱，雌黄五钱，升香三炷，丹成加入麝香二分，冰片三分	治诸疮及杨梅下身各疮	家藏抄本
八宝丹（1）	水银二两，火硝一两，白矾一两，青矾三钱，月石五钱，雄黄五钱，朱砂三两，食盐二两五，升香三炷，丹成加麝香二分，冰片五分	生肌、收口	寿康宝鉴
八宝丹（2）	水银一两，火硝一两，白矾一两，月石五钱，珍珠五分，玛瑙五分，琥珀五分，前四味升香三炷，丹成加后加麝香、冰片各五分	治鱼口便毒、腐烂诸疮，收口干水神效	师授

各家丹药处方用途一览表

续表

方　名	配　伍	作　用	来　源
八宝丹（3）	水银一两，火硝一两，白矾一两，朱砂五钱，雄黄四钱，雌黄四钱，月石五钱，升香三炷，丹成加麝香三分，冰片一钱	治一切杨梅毒疮	家藏抄本
十全丹	水银一两，火硝五钱，白矾一两，轻粉五钱，海牛五根，海马五根，雄黄五钱，雌黄五钱，丹成加入冰片一钱	不论阴阳二证，功能化腐生肌	济众录
老君丹	水银两五，火硝二两，白矾两五，食盐一两，月石五钱，胆矾一两，朱砂一两，雄黄五钱，石膏两五，升香三炷，丹成加冰片二钱	一均外科疮疡均可应用	家藏抄本
车丹	水银一两，火硝二两五，青矾二两五，白矾二两五，红矾二两五，食盐二两五，朱砂三钱，雄黄三钱，升香三炷，丹成做成药捻插入疮孔，外贴膏药，三四日管即自出，故名车丹	化管、去绵、脱腐、出骨、取痒子神效	师授

丹药本草

续表

方 名	配 伍	作 用	来 源
妙神丹	黑铅九钱，辰砂五钱，朱砂五钱，月石五钱，升香三炷	治虚弱人诸疮无脓者	师授
牵羊丹（1）	水银一两，火硝一两，白矾一两，青盐一两，食盐二两，月石六钱，寒水石一两，鹅管石一两，升香三炷，丹成加麝香三分，冰片三分	为治鼠疮、取管子要药	师授
牵羊丹（2）	水银五钱，火硝七钱，白矾五钱，胆矾七钱，食盐七钱，升香三炷	取痒子及一切烂疮	家藏抄本
牵羊丹（3）	红砒五钱，樟脑八钱，食盐五钱，硇砂三钱，巴豆四钱，巴戟天八钱，降香三炷	专取痒子、化管、脱绵	师授
黄龙出洞丹	水银二两，火硝三两，白矾二两，皂矾一两，硇砂二两，豆砂一两，信石一两，银黝一两，降香三炷	专取痒子，用时以饭为丸如黄荆子大贴于疮顶，一日一换，小者三日脱落，大者不过半月必脱	外科十三方考
梅毒粉霜	水银一两，火硝两五，白矾两三，皂矾两三，升香三炷	专点杨梅，点一个落一个	家藏抄本

各家丹药处方用途一览表

续表

方　名	配　伍	作　用	来　源
粉霜	水银二钱，火硝二钱，白矾二钱，皂矾两三，升香三炷	用途同上	仙拈集
红灵药	水银一两，火硝一两，白矾一两，朱砂四钱，雄黄三钱，黑铅九钱，升香三炷		外科金鉴
红粉	水银一两，火硝一两，白矾一两，朱砂三钱，升香三炷	一切顽疮及杨梅大疮、口喉疳、下疳、豆子等症立效	外科辑要
灵药	水银一两，朱砂五钱，白矾一钱，雄黄三钱，硫黄三钱，喉烂者以人中白易雄黄，升香三炷	专治杨梅结毒特效	家藏抄本
结毒灵药	水银一两，朱砂五钱，硫黄三钱，雄黄三钱，升香三炷，约有丹一两五钱	治杨梅结毒、腐烂作臭或咽喉唇鼻腐烂日甚者，原书有详细用法说明可考	疡医大全
灵药丹	水银一两，辰砂五钱，朱砂五钱，硫黄一两，升香二炷	治杨梅下疳、鱼口便毒等症，功效神速	家藏抄本

丹药本草

续表

方　名	配　伍	作　用	来　源
黄灵药	水银二两，朱砂一两，硫黄一两，辰砂一两，雄黄五钱，升香三炷，若杨梅结毒腐烂作痛者加扫粉拌匀，若咽喉唇鼻坏者用药一钱加人中白二分研匀吹之，内服不二散	专治杨梅结毒	师授
三龙丹	水银一两，火硝一两，枯矾三钱，炉甘石三钱，无名异三钱，升香三炷，丹成加冰片三分	专治粪门生疮	家藏抄本
水擒丹	水银两五，黑铅一两，水粉八分，先将铅汞入罐升一炷香开视如雪，再加水粉同研	治一切热毒火症	家藏抄本
圣灵丹	胆矾一两，白矾一两，火硝一两，石膏一两，扫粉一两，升香三炷	一切疮疡皆可应用	师授
龙虎至宝丹	朱砂液八两，黑铅精八两，广银八两，升香三炷，丹成加麝香三分	一切沉疴顽疴不治之症，此丹一粒入腹百病消除，不但去病亦可延年	济世活人书

各家丹药处方用途一览表

续表

方　　名	配　　伍	作　　用	来　　源
加味白灵药	水银二钱，火硝一钱，枯矾一钱，月石二钱，升香三炷，丹成加象皮一钱	收口、生肌	外科辑要
生肌白灵药（1）	水银二钱，火硝一钱，枯矾一钱，月石二钱，升香三炷	功专生肌、收口	外科辑要
生肌百灵药（2）	水银二两，火硝二两，枯矾二两，黑铅一两，青矾二两，升香三炷	凡疮久不收口者掺上少许其口易完，若入收敛药中同用其效尤捷	外科辑要
补漏丹	水银一两，硫黄五钱，朱砂钱半，雄黄二钱，铅矿八钱，升香三炷	专去瘘管，功效迅速	利人集
珍珠纹银丹	水银一两，火硝四两，白矾一两，月石五钱，雄黄五钱，海马五钱，鹅管石五钱，纹银五钱，珊瑚三钱，花蕊石一两，降香三炷，丹成加阿魏五钱，三七三钱，扫粉一钱，琥珀五钱，制乳没各三钱，麝香五分	统治一切疮疡，去腐生肌，功效神速	师授

丹药本草

续表

方　名	配　伍	作　用	来　源
化苦丹	水银二两，火硝二两，白矾二两，青盐三钱，雄黄三钱，朱砂八钱，白砒三钱，硇砂三钱，月石三钱，升香三炷	专门化管、去绵、脱腐	师授
回疔丹（1）	水银二两，火硝二两，白矾二两，青盐二两，信石二两，硇砂二钱，雄黄五钱，朱砂三钱，辰砂三钱，升香三炷，丹成加麝、片	专治疔疮如神，散黄者可内服二钱	师授
回疔丹（2）	水银二两，火硝二两，白矾二两，青盐二钱，白砒一两，雄黄二钱，硇砂二钱，升香三炷，丹成加银朱二钱，麝香、冰片各二钱	专治疔疮，内外兼用	家藏抄本
大乘丹	水银一两，火硝一两，白矾一两，扫粉三钱，辰砂三钱，升香三炷，丹成加冰片一钱	一切杨梅恶疮、痔瘘等症皆适用之	家藏抄本

各家丹药处方用途一览表

续表

方　名	配　伍	作　用	来　源
金钩钓毒丹	水银二两，火硝二两，白矾二两，琥珀二钱，珍珠五分，轻粉四钱，朱砂三钱，龙骨一两，浮石四钱，蜈蚣一条，雄精四钱，地牯牛十只，蓖麻子炭一钱，升香三炷，丹成加麝香、冰片各三分	一切疮疡溃后可以普遍应用	师授
白银丹	水银一两，好锡一两，铅粉一两，先将锡熔化，后同水银结成砂子，研成细末，再加铅粉再研，然后加入麝香一钱	治一切杨梅阴疮，绣颈以及疥疮，杀虫通用，先搽淡猪油，然后再搽此药，灵效非常	家藏抄本
十神丹	水银七钱，火硝两五，枯矾钱半，朱砂钱半，滑石二钱，胆矾钱半，石膏二钱，阳起石钱半，升香三炷	生肌，化腐	济贫利乡集
冯氏六合丹	水银一两，枯矾三两，火硝三两，黑铅七钱，朱砂三钱，雄黄三钱，升香三炷	统治一切溃烂各疮	青囊秘录

丹 药 本 草

续表

方　名	配　伍	作　用	来　源
百灵丹	水银一两，火硝一两，朱砂五钱，雄黄五钱，胆矾五钱，升香三炷，丹成加麝香、冰片各三分	专治眼症	济世良方
大升丹	水银一两，火硝一两，白矾一两，青矾六钱，雄黄五钱，朱砂五钱，升香三炷	消坚溃结，大症用丹一分，小症用丹半分，以纸刺孔里丹肺上，勿令着肉，能起泡作痛，慎之	曹畴庵
小升丹	水银一两，火硝一两，白矾一两，皂矾一两，朱砂三分，雄黄五分，升香三炷	提脓、去腐、生肌	曹畴庵
降龙丹	水银一两，火硝一两，白矾一两，青盐一两，轻粉一钱，升香三炷	杨梅邪毒，可内服，亦可外用，奇效	曹畴庵
白玉丹	水银八钱，火硝七钱，青矾七钱，朱砂七钱，升香三炷	用同降龙丹	曹畴庵

各家丹药处方用途一览表

续表

方　名	配　伍	作　用	来　源
八龙吐水丹	水银一两，火硝一两，白矾一两，皂矾一两，白砒三钱，食盐一两，降香三炷，丹成加雄黄、血竭、乳没各一钱，槐花米末，焙山栀各一两，糊丸菜子大	治杨梅诸癣，用时以冷水吞服，亦可外用	师授
四瑞丹	水银一两，火硝一两，白矾一两，青矾六钱，升香三炷	化腐，生肌	家藏抄本
三气丹	水银一两，火硝一两，白矾一两，寒水石一两，炉甘石三钱，铅粉三钱，青礞石五钱，赤石脂三钱，升香三炷	治恶毒诸疮及砍头疮等，功能托毒、化腐、干脓，用时以蜡油调和涂之，效力确实	师授
伏龙丹	水银一两，火硝二两，白矾二两，雄黄三钱，朱砂三钱，升香三炷	梅疮点之即灭，用时以清水研化，搅澄去渣，蘸点疮上，百用百灵	师授
水子莲花丹	水银一两，火硝一两，白矾一两，雄黄五钱，青盐五钱，青矾五钱，白砒五钱，硇砂二钱，降香三炷	专取余骨、绵管、瘘核，神效之至	师授

丹药本草

续表

方　名	配　伍	作　用	来　源
五气朝阳丹	水银四两，火硝六两，白矾六两，皂矾十两，食盐十两，月石四两，雄黄四钱，朱砂四两，降香四炷	治杨梅鱼口、筋骨疼痛、绣头阴癣、又能化管拔毒，做成黍米大丸，每服七粒，先服防风通圣散一剂，并用黄泥水噙之，如口热甚者可用海带四两炖老鸭食之	师授
滚脓丹	水银一两，火硝一两，白矾一两，扫粉一钱，铅粉一两，升香三炷	治诸疮脓尽时收口生肌	青囊秘授
朱红丹	水银八钱，火硝一两，白矾三钱，朱砂三钱，珍珠三钱，石膏八钱，樟脑六钱，升香三炷	去腐、生肌、敛口	海上良方
红灵丹	水银一两，火硝二两，白矾三两，黑铅一两，炉甘石五钱，龙骨三钱，升香三炷	拔脓、排毒、去腐、生新	青囊秘授
珍珠丹	铅粉一两，珍珠一两，石膏一两，轻粉三钱，朱砂三钱，升香三炷，丹成加麝香三分，冰片一钱	治一切烂疮久不收口及妇人奶花、肚痈、背搭等症皆有良效，功能干水	家藏抄本

各家丹药处方用途一览表

续表

方　　名	配　　伍	作　　用	来　　源
白云丹	水银五钱，火硝两五，枯矾两五，皂矾五钱，月石五钱，食盐四钱，升香三炷	化腐、取管	家藏抄本
蓬花丹	水银一两，火硝一两，白矾一两，潮脑二钱，冰片二分，前三味升成后加入后二味即成	对一切阳证痈疡有效	家藏抄本
白凤丹	水银五钱，白矾五钱，火硝五钱，皂矾三钱，豆砂三钱，炉甘石五钱，升香三炷，丹成加入麝香三分、冰片五分	专门生肌、敛口	济世全书
十三太保丹	水银一两，火硝一两，白矾一两，土子五钱，黄丹四钱，青黛三钱，青盐四钱，滑石四钱，朱砂三钱，辰砂三钱，潮脑三钱，银朱四钱，铅粉二钱，前三味升成后加入后十味即成	一切疮疡均可应用	师授

丹药本草

续表

方　名	配　伍	作　用	来　源
黑虎丹	水银一两，火硝一两，白矾一两，银朱一两，扫粉五钱，龙骨五钱，象皮五钱，炉甘石五钱，前五味升成后加入后三味即成	干水、生肌、敛口	经验良方
如意丹	水银一两，火硝一两，白矾一两，扫粉一两，升香三炷，丹成加麝香三分，冰片五分	化腐、生新	家藏抄本
黑虎丹	水银一两，火硝一两，白矾一两，月石五钱，辰砂五钱，朱砂五钱，阳起石一两，升香三炷，丹成加入冰片五分	阴证生肌	经验良方
东丹	水银一两，火硝一两，白矾一两，青盐五钱，月石五钱，朱砂五钱，红矾四钱，石绿三钱，丹成加蚊蛤末，涎巴虫焙干研，麝香二分，冰片三分	治一切臁疮、肥疮、癣虫等症有佳效	寿世医鉴

各家丹药处方用途一览表

续表

方　名	配　伍	作　用	来　源
朝阳丹	水银两五，火硝一两，白矾一两，青盐一钱，皂矾三钱，食盐一两，雄黄五钱，朱砂三钱，降香三炷	治杨梅结毒、鱼口绣颈、筋骨疼痛、母猪风久治不效，用此内服外搽，并治痔瘘、流痰，去管，出骨神效	师授
黄金丹	水银一两，火硝一两，白矾一两，朱砂五钱，辰砂五钱，珍珠五钱，升香三炷，丹成加青黛五钱，麝香五分，冰片一钱	治一切痈疽，化腐甚速	一壶天
红宝丹	水银一两，火硝两五，白矾两五，铜绿五分，扫粉五分，月石三钱，樟脑三钱，空青一两，升香三炷	疔疮、瘰疬、瘘管，坚硬不化者用之最妙	师授
吕祖四齐丹	水银两五，火硝两五，白矾两五，朱砂三钱，银朱五钱，云母石三钱，潮脑三钱，升香三炷，丹成加熊胆五钱，麝香五分，冰片三分	治杨结毒，周身恶疮，下疳，阴疮等症	家藏抄本

丹药本草

续表

方　名	配　伍	作　用	来　源
九品丹	水银两五，火硝二两五，白矾两五，皂矾二两五，月石五钱，扫粉五钱，朱砂五钱，银朱三钱，寒水石一钱，升香三炷	治下疳、杨梅及一切秽疮，百试百灵	同寿录
东医八宝丹	水银一两，火硝一两五，白矾一两，铅粉一两，广丹四钱，珍珠四钱，银朱六钱，扫粉四钱，金末一钱，高丽参一钱，冰片一钱，前六味升三炷香，丹成加入后四味研匀即成	提毒、生肌、敛口	师授
海山七宝丹	水银二两，火硝两五，白矾三钱，朱砂三钱，银朱二钱，云母石三钱，扫粉五钱，雄精五钱，银末一两，升香三炷，丹成加金银精石各一钱，珍珠二钱，玳瑁二钱，丁香一钱，阳起石一钱，上片二钱	此丹用途极为广泛，举凡一切外症疮疡均可应用，效力极佳	师授

184

各家丹药处方用途一览表

续表

方　名	配　伍	作　用	来　源
华山九龙丹	水银二两，火硝两五，白矾三两，朱砂四钱，雄黄四钱，扫粉四钱，滑石六钱，胆矾六钱，青盐一两，硇砂五钱，金银末各一两，降香三炷	凡痈疽毒重者用之提脓、拔毒、化腐甚效	师授
七雄剥皮丹	水银一两，火硝两五，白矾两五，青盐三钱，红砒七钱，皂矾五钱，硇砂五钱，降香三炷	治癣专药，治诸癣则用半丹半底调香油搽，牛皮癣则用净丹调搽	师授
美女寻夫丹	水银一两，火硝两五，白矾三两，石膏五钱，金精石五钱，银精石五钱，阳起石五钱，升香三炷，丹成加麝香、冰片各二钱	治痈疽发背及上、中搭，甚验	家藏抄本
真武七星丹	水银两五，火硝两五，白矾两五，银朱三钱，朱砂三钱，云母石二钱，银末一钱，升香三炷，丹成加麝香、冰片各三钱	专治杨梅冲顶	一壶天

丹药本草

续表

方 名	配 伍	作 用	来 源
七星降真丹	水银两五，火硝两五，白矾三两，红砒五钱，青盐七钱，雄黄三钱，硇砂两五，降香三炷	扫顽固瘰疬，取脓管、出骨、效力可靠	家藏抄本
八虎闯幽州	水银两五，火硝两五，白矾三两，白砒七钱，雄黄四钱，朴硝三钱，青盐四钱，月石一两，硇砂一两，鹅管石一钱，降香四炷，丹成加麝香、冰片各二钱	拔毒、取绵管、出骨	师授
奇效滚脓丹	水银一两，火硝一两，白矾一两，扫粉一两，炉甘石一两，铅粉一两，前四味升三炷香，升成后加后二味即成	诸疮腐尽时用以生肌、收口，奇效	师授
四马投唐丹	水银一两，火硝两五，白矾二两，硫黄三钱，雄黄三钱，朱砂三钱，银朱三钱，银末一两，海螵蛸三钱，升香三炷，丹成加乳没、麝香、上片各五分	治顶上痈疽、恶疮，生肌、敛口，奇效	师授

各家丹药处方用途一览表

续表

方　名	配　　伍	作　　用	来　源
五凤朝阳丹	水银两五，火硝二两，白矾三两，胆矾二钱，滑石二钱，阳起石一两，升香三炷，丹成加麝香五分，冰片六分	治阴证疮转阴为阳	家藏抄本
清水洗甲丹	水银二两，火硝二两，白矾两五，朱砂三钱，珍珠三钱，龙骨三钱，云母石三钱，金末一两，银末二两，升香三炷	治周身一切黄水疮奇效	师授
白粉丹	水银一两，火硝一两，白矾一两，食盐一两，青盐一两，皂矾一两，人言一两，硇砂一两，降香三炷	专取痒子，特效	师授
六龙守洞丹	水银一两，白矾三两，红砒五钱，白砒三钱，雄黄三分，食盐七分，降香三炷	治瘰疬、管子，能扫能取，一切顽疮皆效	师授
仙人背剑丹	水银三两，火硝四两，白矾二两五，朱砂五钱，月石三两，银末二两，升香三炷，丹成加麝香三分，冰片五分	统治一切痈疽恶毒无不应效	师授

丹药本草

续表

方　名	配　伍	作　用	来　源
万应八宝丹	水银二两，白矾二两，珍珠两五，玛瑙两五，珊瑚一两，琥珀一两，金末二两，银末二两，升香三炷	生肌、长皮非常灵效	师授
八将擒王丹	水银一两，黑铅一两，雄精四钱，银朱三两，铅粉五钱，蟾酥一两，百草霜五钱，先将铅汞结成砂子，后同各药升三炷香，丹成加麝香五分，冰片一钱研合使用	治一切大疮恶毒、发背、对口、砍头、十三种疔皆可内消。如红丝缠满渐渐收拢；如瘰疬者，用丹点，上膏盖即能内消；若疮满毒重者用之亦能拔毒，屡用屡效	师授
水火金丹	水银四两，火硝三钱，白矾六钱，扫粉钱半，白矾二钱，硫黄二钱，朱砂三钱，月石一钱，降香三炷	专治痔疮、瘘管、痒子	家藏抄本
牵羊出洞丹	水银二两，火硝三两，白矾六两，白砒一两，雄黄一钱，朱砂八钱，硇砂五钱，朴硝三钱，金末八钱，银末八钱，降香四尺，丹成加乳香一两，月石六钱，猫头灰五钱，红娘卅只，粳米粉蒸熟做捻用	专取瘰疬、马刀、串珠等等结核	师授

各家丹药处方用途一览表

续表

方　名	配　伍	作　用	来　源
五虎擒羊丹	水银一两,火硝一两五,白矾两二,扫粉钱半,白砒三钱,硫黄二钱,朱砂三钱,月石一钱,降香三炷	专取痒子	师授
四季不老丹	扫粉二钱,月石二钱,银末二两,赤石脂三钱,升香三炷,丹成加入冰片一分	专治杨梅鱼口、颈疮溃烂	经验选方
雪花六合丹	水银一两,火硝两五,白矾一两,朱砂一两,浮石五钱,银朱五钱,阳起石五钱,红宝石五钱,升香二尺五寸*	诸疮溃烂,脓水淋沥、臭秽不堪久治不愈者,用之良效	奇方纂要
九重透甲丹	水银一两,火硝两五,白矾二两,红砒两五,白砒一两二,硇砂五钱,降香三尺	点诸疮可迅速穿头	师授
九龙归大海	水银一两,白矾一两,青盐六钱,雄黄五钱,潮脑四钱,海浮石五钱,白砒八钱,月石一钱,皮硝三钱,降香三尺五寸	诸疮皆效,并能取管	师授

---

* 旧时香长度为1尺,现南云庙中也出售,燃香1尺,即为1柱,时间约30～45分钟。

丹药本草

续表

方　名	配　伍	作　用	来　源
仙传八厘丹	水银二两，黑铅一两，朱砂三两，雄黄四两，铅矿一斤，升香三炷，丹成用米糊成丸如麻子大，每服八厘，加铁等分服之	治恶疮生肌敛口	家藏抄本
七贤丹	水银一两，火硝二两，白矾一两，朱砂三钱，轻粉二钱，雄黄二钱，硫黄一钱，桑柴火降香五炷	治足上顽固臁疮及久不收口诸疮皆效	村居要方
四虎丹	水银二两，火硝二两，皂矾一两，青盐一两，降香三炷，丹成加尿制炉甘石一两	治烂疮、出骨、绵管	家藏抄本
导痰丹	水银一两，火硝两五，皂矾两五，月石五钱，朱砂二钱，雄黄三钱，食盐两五，降香四炷	导出顽痰、积饮	家藏抄本

各家丹药处方用途一览表

续表

方　名	配　伍	作　用	来　源
先天大造丹	水银五钱，白砒一钱，猪精肉一块去尽筋膜切如米大颗粒同砒末拌匀，入锅内煎干，加朱砂三钱为末，和水银共入罐内升四炷香取出配合灵药，琥珀、乳、没、朱砂各一钱，枣肉为丸，如绿豆大，初服五丸，每加一丸，至十丸后每次又减一丸，直减至一丸时止，如昏闷恶心者服猪肉汤即止	此是梅毒特效专药，过去民间医生视为囊中至宝，绝不轻易告人	师授
烧炼三仙丹	水银八两，硝酸四两，白矾五钱，将三物混和一起，待其熔化烟尽时入坩埚烧之，直烧至丹成红色为止	功能提脓、生肌，配入硇砂更能化管、脱骨	师授

丹 药 本 草

续表

方　名	配　伍	作　用	来　源
鸡骨三仙丹	水银一两,扫粉八钱,铅粉三钱,先将银窝以炭火煅红,再下水银、扫粉,仍煅红开裂,定取起,次下乌鸡足胫骨,又将煅过汞粉二物盖于骨上又下火煅红,直至烟尽为度,冷定取出拣去鸡骨又下前二味,次下铅粉盖面再煅,俟粉带红色时取出即成	此是一种烧丹,对于各种疮疡的每个阶段都可使用,疗效极高	师授
大乘丹	水银一两,火硝一两,白矾二两,寒水石二两,食盐一两,月石五钱,青矾四两,硇砂二钱五分,升香三炷	专治乳痈,治愈率达100%	成都第一门诊部张惠卿方
神授至宝丹	水银二两,火硝二两,枯矾二两,石膏五钱,月石五钱,皂矾二两五钱,朱砂三钱,寒水石八钱,升香三炷	专治一切恶疮溃烂,去腐、生新,较红升滚脓为佳	寿世奇方

各家丹药处方用途一览表

续表

方　名	配　伍	作　用	来　源
升降五虎丹	水银两五，火硝二两，白矾二两，月石五钱，雄黄五钱，此丹可升可降，但在降时须加食盐一钱或青盐五钱，升香三炷，降香四炷	化腐、提脓、拔毒	师授
紫升丹	水银一两，火硝一两，白矾一两，青盐二分，铜绿三钱，胆矾三钱，海爬一钱，密陀僧二钱，共研末后以石灰铺底，然后以前药覆之，封固升三炷香即成	治痈疽疮疡已溃无腐、新肉生迟者	师授
红降丹	水银一两，火硝二两，白矾一两，皂矾六钱，食盐两五，月石五钱，朱砂五钱，雄黄三钱，降香三炷	治痈疽、发背、疔毒及诸般恶疮已溃疮口坚黑者，用丹少许扫上可立转红活，又能拔毒、去腐、生肌、功效良好	师授
黑降丹	水银一两，火硝两五，白矾两五，皂矾两五，食盐两五，月石五钱，朱砂三钱，雄黄二钱，将药先入罐坐胎，后降香三炷	治痈疽、发背、疔疮及诸恶毒、初起者以水调少许敷于患处可立刻起泡消散，成脓者用之即溃，腐者即脱，有管者做捻上之亦脱，非常灵效	师授

丹药本草

续表

方　名	配　伍	作　用	来　源
太极丹	朱砂五钱，空青五钱，雄黄五钱，胆矾五钱，磁石五钱，将各药入瓦盆内再用一瓦盆盖之，封固后用茅草烧三日三夜取出丹药，每用少许为条插入孔内，少顷朽骨腐肉即出，未尽再上，至尽为止	治一切瘘症管骨坚硬、诸药不效者此丹最佳	罗春生方
阳丹	水银二两，火硝二两，白矾二两，朱砂一钱，珍珠二钱，升香三炷，丹成加麝香二分，冰片三分	拔毒、提脓、生肌	家藏抄本
阴丹	水银二两，火硝二两，白矾二两，红砒五钱，白砒五钱，硇砂五钱，降香三炷，丹成加麝香三分，冰片五分	化腐、点头、退管、出骨	家藏抄本

各家丹药处方用途一览表

续表

方　名	配　伍	作　用	来　源
金钩钓毒丹	水银二两,火硝二两,白矾二两,琥珀二钱,珍珠五分,轻粉四分,朱砂四钱,龙骨一两,浮石四钱,蜈蚣一条,雄精一钱,蓖麻子一钱,地牯牛十个,升香三炷,丹成每净丹一钱加麝香一分,冰片二分	专门拔毒、去腐、生肌,一切外科疮疡均可应用	集验良方
黄灵丹	水银一两,火硝二两,白矾二两,广黄丹一钱,浮石一钱,珍珠五钱,儿茶四钱,薄荷一钱,青黛二钱,川椒一钱,前三味升成后加后五味,再加冰片五分	一切阳证疮疡均可应用,功效卓著	家藏抄本
慈航救苦丹	水银二两,火硝二两,白矾二两,轻粉一钱,海螵蛸二钱,龙骨五钱,石决明二钱,芳香一钱,铅粉一钱,甘草一钱,升香三炷,丹成每一钱中加入麝香二分,冰片三分	一切外科疮疡统可应用	家藏抄本

丹药本草

续表

方　名	配　伍	作　用	来　源
滚脓丹	水银二两，火硝二两，白矾二两，珍珠五钱，轻粉四钱，朱砂五钱，龙骨五钱，升三炷香，丹成每净丹一钱中加入麝香二分，冰片三分	滚脓、拔毒	寿世良方
四时吉祥丹	水银二两，火硝二两，白矾二两，黄丹三钱，浮石三钱，儿茶四钱，川去淋二钱，青黛五钱，薄荷五钱，石膏一钱，升三炷香，丹成加麝香三分，冰片一钱	未溃者可以消炎退肿、已溃者可以化腐生肌	家藏抄本
扫毒丹	水银五钱，牙硝一两，白矾一两，青矾一两，食盐五钱，月石五两，降香三炷，丹成以饭为丸，如黄豆大，青黛为衣备用	专治杨梅毒疮，临时以桂圆肉包好，用鲢鱼汤送下，每服四至五分，如口内生热龈肿者可服防风通圣散或泻心汤	救世良方
棉花丹（1）	水银一两，火硝五钱，白矾一钱，月石五钱，上锡二钱，朱砂一钱，降文武火各半炷香	专治棉花疮	洞天录

各家丹药处方用途一览表

续表

方　　名	配　　伍	作　　用	来　源
棉花丹（2）	水银一两，火硝六钱，升香三炷，丹成后加入黄丹、朱砂、黄柏研匀备用	专治棉花疮	家藏抄本
棉花丹（3）	水银一两，火硝量，皂矾一两，食盐五钱，朴硝五钱，升香三炷	治棉花疮，用时以饭为丸，如绿豆大，初起每日二服，每服七丸，五日后每日一服，圆肉包药、土茯苓汤下	家藏抄本
五虎丹（1）	水银一两，火硝一两，白矾一两，皂矾一两，食盐五钱，升香三炷	治疗梅毒，以圆肉包裹、土茯苓汤下	家藏抄本
五虎丹（2）	水银一两，火硝一两，白矾一两，升香三炷，丹成加麝香四分，冰片五分，糊丸，如桐子大，每服三丸，猪肉汤下，忌盐七日，外用香油调丹搽之	一切疮疡均可应用，内服外敷极有良效	师授
五虎丹（3）	水银一两，火硝一两，皂矾一两，青盐二钱，草碱二钱，降香三炷	专治一切久年烂疮，中有出骨、管子者做线条插入	锦囊集

续表

方　名	配　伍	作　用	来　源
白云丹	水银二两,点锡二两,扫粉五钱,炒铅粉五钱,升香三炷	治诸红热肿痛,溃烂黄水漫延久不生肌者,用少许掺之,功能生肌、定痛、退火、杀虫	师授
九龙丹	水银一两,火硝二两,白矾二两,朱砂五钱,月石五钱,辰砂五钱,皂矾二两,扫粉五钱,升文武火各三炷香	用于一切疮疡,功能化腐、提脓	师授
无极丹	水银二两,火硝两五,白矾二两,辰砂一两,朱砂一两,月石五钱,皂矾二两,扫粉五钱,升文武火各二炷香	提脓、拔毒、生肌	师授
七珍丹	水银二两,火硝一两,白矾一两,皂矾一两,青盐三钱,扫粉三钱,白砒三钱,降香三炷,丹成加蟾酥一钱	凡一切疮毒年深月久、欲溃不溃、欲软不散者皆可用之	师授

各家丹药处方用途一览表

续表

方　名	配　伍	作　用	来　源
万应水丹	白矾二两，皂矾五钱，胆矾六钱，潮脑五钱，雄黄五钱，石黄五钱，铜绿五钱，扫粉五钱，乳香五钱，没药五钱，阿魏三钱，海金石五钱，蛇含石六钱，麝香三分，冰片五分，共末装入碗中，再用一较小碗覆之，固缝坐入水浴中升五炷香后取用	治一切新久腐烂诸疮，功能止痛生肌，极效（此方及下一方均是水升丹药）	师授
白雪丹	月石五钱，甘石四钱，青盐二钱，煅食盐二钱，白矾三钱，潮脑三钱，寒水石二钱，雄黄三钱，海螵蛸三钱，铅粉三钱，轻粉三钱，阳起石三钱，上片五钱，共末入碗中封固隔水升之，约二时久收取碗上丹药	专治一切外科大热疮疡痛不可忍者，功能清热，甚效，并可点眼	师授

丹药本草

续表

方　名	配　伍	作　用	来　源
水火丹	雄黄五钱，月石五钱，朱砂三钱，升香三炷，丹成加琥珀、麝香、珍珠各五分	一切溃疡，提脓拔毒	利人集
水火丹	水银一两，火硝一两，白矾五钱，青矾五钱，食盐二钱，降香三炷	化腐、取管、拔核、出骨	壶天录
万灵九老丹	水银一两，火硝两五，白矾五钱，皂矾三钱，青盐一钱，银朱五钱，朱砂五钱，辰砂五钱，樟脑二钱，升香三炷，每服二厘，枣肉包好，土苓汤下	治杨梅结毒、下疳鱼口等毒极效，重服土苓汤	师授
锡恶丹	水银二两，火硝二两，白矾二两，皂矾二两，朱砂一两，月石五钱，硇砂三钱，雄黄五钱，白砒三钱，降香三钱，丹成用米饭做成条子备用	专门退管、化绵、出骨	家藏抄本

200

各家丹药处方用途一览表

续表

方　名	配　伍	作　用	来　源
截疟丹（1）	硫黄一两，雌黄一两，砒霜一钱，升香三炷，丹成用醋糊为丸，如梧子大，每服五丸，空心米饮下	专截疟疾	扁鹊心书
截疟丹（2）	水银一两，硫黄六钱，先结成砂子，后加人言五钱，入炉升打三香，丹成取出以黑豆四十二粒，水浸研烂为丸，如赤小豆大，朱砂为衣备用	治疟疾发过三四次时用，于该发日五更时用井花水服一丸，熟睡一时即愈，过五更服则无效	录竹堂验方
取管八宝丹	水银五两，火硝九两，白矾九两，赤金一两，纹银一两，月石三两，银朱五两，朱砂五两，硫黄一两，升香三炷，共升九次，第七次后加月石，第九次配银朱、朱砂	专治内外痔瘘，勿论有管无管皆效，亦可拔取余骨，倘要减轻疼痛则加入蟾酥	周伯纯方

丹药本草

续表

方　名	配　伍	作　用	来　源
化腐七仙丹	水银一两，火硝一两，白矾两五，青盐五钱，硇砂五钱，扫粉五钱，白砒三钱，升香三炷，丹成加冰片二分做成药线备用	功能消坚、去块、取核	师授
神效止痛丹	黄连四钱，薄荷四钱，花椒五钱，冰片一两，细辛一钱，月石五钱，石膏二两垫于锅底，余药匀铺面上，文火升三炷香	功能镇痛，一般溃疡或将要溃时用紫草油调上立能止痛，效力极好	师授
七雄除霸丹	水银两五，火硝两六，白矾二两，青矾一两，红砒五钱，白砒五钱，扫粉一钱，降香三炷	专门取管、出骨	师授
十二园觉丹	水银一两，火硝一两，白矾一两，青矾五钱，青盐五钱，朱砂一两，月石三钱，白砒五钱，辰砂五钱，纹银一两，升香三炷，丹成加麝香三分，冰片五分，米饭为条	专治内外一切瘘疮、痔瘘及久年不愈有管疮甚效	师授

各家丹药处方用途一览表

续表

方　名	配　伍	作　用	来　源
红五福丹	水银一两，火硝一两，白矾两五，皂矾七钱，银朱七钱，升香三炷	治一切烂疮，扫之能化腐生肌，若疮孔脓不出者可制捻插入，奇效	效验良方
六仙丹	水银一两，黑铅五钱，朱砂五钱，明雄三钱，白矾四两，火硝三两，先将汞铅结成砂子，然后入锅升三炷香	统治一切溃烂疮疡	效验奇方
五彩丹	水银五钱，火硝一两，白矾五钱，雄黄五钱，银朱五钱，升香三炷	治一切痈疽、发背	效验奇方
五行丹	水银一两，火硝七钱，白矾六钱，朱砂六钱，炉甘石一两，升香三炷	排脓、生肌、敛口	效验奇方
扫毒万灵丹	水银一两，火硝一两，白矾一两，朱砂一两，月石五钱，雄黄六钱，扫粉五钱，升香三炷，丹成加麝香、冰片	专治杨梅大毒恶疮	师授

续表

方　名	配　伍	作　用	来　源
取管八宝丹	水银一两,火硝一两,白矾一两,青矾五钱,胆矾五钱,钹朱五钱,食盐五钱,樟脑五钱,降香三炷	专门取管、化茧	大用法师方
五灵丹	水银五钱,黑锡五钱,火硝五钱,白矾五钱,皂矾三钱,升香三炷	各种疮疡久不收口者特效	洞天秘录
金丝盘龙丹	水银一两,火硝一两,白矾一两,皂矾五钱,食盐三钱,雄黄三钱,轻粉三钱,阳起石五钱,鹅管石五钱,降香四炷,丹成加冰片三分	专取痒子奇效	洞天秘录
紫金双龙丹	水银一两,黑铅一两,白砒四两,火硝四两,皂矾四两,月石四两,朱砂二两,文武火升七炷香	眼科开瞽、退翳、明目	师授

各家丹药处方用途一览表

续表

方　名	配　伍	作　用	来　源
开瞽配法	双龙丹一钱，白矾六分，珍珍豆腐煮三分，制乳没各三钱，七飞炉甘石一两，飞黄丹一两，麝香五分，梅片三分，共为极细末点服	开瞽	同上
退翳配法	双龙丹一钱，牛黄五分，青盐一钱，琥珀一钱，海螵蛸一钱，熊胆五分，白丁香二钱，共研极细末点服	退翳	同上
仙人背剑丹	水银三两，火硝四两，白矾三两，朱砂五钱，月石三钱，升香三炷	通治诸疮	家藏抄本
救苦丹	水银一两，黑铅八钱，铅粉一两，扫粉一两，银朱三钱，升香三炷	一切疮疡，拔毒、提脓、生肌	家藏抄本

丹药本草

续表

方　名	配　伍	作　用	来　源
大六合丹	水银一两，火硝二两，白矾二两，黑铅五钱，朱砂二两，雄黄二两，升香三炷，丹成加银朱一钱，扫粉一钱，青黛一两，铅粉一钱，花蕊石一钱，白丁香一钱，麝香、冰片各一分	诸疮可用，非常灵效	师授
十龙过江丹	水银一两，火硝一两，白矾一两，青盐六钱，皂矾六钱，金鼎砒一两，黄金末一两，纹银末一两，硇砂五钱，降香五尺	治瘰疬、瘿瘤、结核、化脓管、去腐肉，力量雄厚，胜过一切取药	大用法师方
灵效六合丹	水银一两，火硝两五，白矾一两，朱砂五钱，银粉三钱，石燕三钱，升香三炷	功专生肌、敛口，灵效	古伞验方录
敛口白灵药	水银二两，火硝二两，白矾二两，黑铅一两，先将汞结成砂子，然后再同各药混合入罐，升三炷香	凡疮不收口者掺上此丹少许其口易完，若入收敛药中其效更捷	外科辑要

各家丹药处方用途一览表

续表

方　名	配　伍	作　用	来　源
点眼灵飞散	水银五分，火硝八分，黑铅五分，月石二分，先将铅汞结成砂子，次同硝、硼研匀，入罐升香三炷，丹成是名灵药，再同七淬童便炉甘石一两，朱砂一钱，珍珠、琥珀、牛黄、熊胆各一钱配合即为灵飞散（灵药用二钱）	功能消肿、解毒、止泪、明目、去翳、退赤、收湿、除烂，并治一切目疾	摄生福剂
灵药	水银一两，朱砂三钱，雄黄三钱，硫黄三钱，升香三炷，丹成后投入水中出火毒后取出加珍珠、青黛、凤凰衣末用	诸疮百毒通用	尹道真医师方
十灵丹	水银一两，火硝一两，白矾一两，皂矾一两，赤石脂一两，月石五钱，升香三炷，丹成加轻粉八钱，佛金七张，麝香一钱，冰片一钱共末备用	专治疤骨流痰	同上

丹药本草

续表

方　名	配　伍	作　用	来　源
扫毒紫金丹	水银一两，白矾一两，钟乳石一两，雄黄二钱，朱砂二钱，火硝两八，升香三炷，丹成加冰片，每两丹药中加冰片三分	治痈疽、天泡、杨梅下疳、鱼口便毒、新久臁疮、远年痔瘘，用时以蛋黄油调涂膏封，据云此丹一两价值百金	外科辑要
生肌白灵药	水银、火硝、枯矾、月石各二钱，铅粉六钱，炒燥后入锅，升香三炷	生肌、敛口	外科辑要
敛口白灵药	水银二两，火硝二两，白矾二两，皂矾二两，黑铅一两，升香三炷	收口甚速	外科辑要
万应红灵药	水银一两，火硝一两，白矾一两，皂矾一两，黑铅一两，炉甘石一两，升香三炷	诸疮不收口者用之最捷	师授
五虎红升丹	水银一两，火硝二两五，皂矾二两五，朱砂二钱五，升香三炷，丹成于每丹六钱中加入乳香五分，没药五分，麝香二分，冰片三分用之	凡痈疽疮疡溃后黑腐甚多不化及杨梅诸疮皆有显著疗效	师授

各家丹药处方用途一览表

续表

方　名	配　伍	作　用	来　源
化管五神丹	朱砂、雄黄、礜石、空青、磁石各等分，升香三炷，丹成于每丹六钱中加入乳香、没药各五分用之	一切瘘症、中有管骨坚硬不出、诸药不效者用之皆灵	师授
祛梅扫毒丹	水银、火硝、白矾皂矾、朱砂、火炎金各二两，照升丹法升三次，第一次紫色，二次嫩黄色，三次雪白色，丹成同硫黄、白砒、百草霜、绿豆粉各一两配合成丸	专治杨梅大毒恶疮，每服梧子大七丸	赵济普方
抓疬丹	水银一两，火硝两五，白矾二两，皂矾七钱，红砒三钱，白砒三钱，朱砂三钱，食盐五钱，硇砂三钱，石膏五钱，升香三炷	专取疬核、腐骨、绵管，要不痛则加蟾酥	师授

209

丹药本草

续表

方　名	配　伍	作　用	来　源
八虎平蛮丹	水银五钱，火硝五钱，白矾五钱，寒水石五钱，青矾五钱，红砒三钱，朱砂三钱，雄黄三钱，升三炷香，丹成加冰片三分	治湿毒流注、凝筋灌骨、绵腐等症，如绵不化时可加寒水石二钱，蟾酥二分，制捻插入孔内	赖慕韩方
二炼白虎丹	食盐、白矾、火硝、皂矾、水银各二两，先将前四物入锅炒干，再入水银微火炒死，然后入罐降五炷香，丹成同生石膏四两研匀，再入罐打三炷香即成	去一切腐肉、绵管极灵	赖慕韩方
铅汞生肌丹	黑铅、水银各一两，先将黑铅化开，次入水银制死即成，再加麝香三分	凡一切疮疡腐已尽时掺上少许即可生肌收口	家藏抄本
降龙丹	水银一两，火硝八钱，白矾一两，皂矾一两，月石一两，朱砂一两，青盐一两，玄精石五钱，白砒五钱，降香三炷	去腐生新、化绵退管	济世奇方

各家丹药处方用途一览表

续表

方　名	配　伍	作　用	来　源
六雄除霸丹	水银一两，朱砂一两，白矾一两，雄黄五钱，青盐一两，硇砂五钱，降香三炷	此丹善取瘰疬恶核，用时以针刺破患部皮肤，将丹掺膏药上贴之，或同等分核桃肉同捣贴	吴会龙方
化秃丹	水银五钱，皂矾一两，白砒半两，火硝一两，雄黄一两，白矾一两，降香三炷	专治癞头痢痫，用清油搽患部	师授
八贤丹	水银一两，火硝一两，白矾一两，铜绿三钱，朱砂三钱，轻粉三钱，雄黄三钱，降香五炷，丹成加入制炉甘石一两配用	专治远年臁疮久不收口者甚佳	集效良方
六品丹	水银一两，火硝两五，胆矾一两，食盐一两，皂矾一两，黄丹三钱，升香三炷	治久年疮疡腐肉不尽、新肉不生奇效	家藏抄本
八宝乌龙丹	水银一两，白矾五钱，火硝五钱，朱砂一两，珊瑚一钱，全虫三钱，僵蚕三钱，升香三炷，丹成加麝、片用	一切外科疮疡皆可应用	枕中秘录

续表

方　名	配　伍	作　用	来　源
九成丹	水银一两，火硝一两，白矾一两，僵蚕一钱，全蝎三只，红娘五只，斑蝥八只，朱砂一钱，辰砂一钱，升香三炷，丹成加麝香二钱，冰片一钱	一切疮疡腐不去者皆可用之	映雪堂方
六和丹	水银一两，火硝一两，白矾一两，轻粉钱半，银朱钱半，升香三炷	提脓、拔毒、生肌	奇效良方
黄龙丹	水银三两，白银二钱，火硝三两，白矾三两，皂矾二两，铜绿九钱，古钱二钱，月石一两，白砒五钱，升文武火二小时	专治顽疮瘘管，用于溃孔深的瘘管时可做成药捻插入，无管者则掺于创面	吴文斋方
黑龙丹	水银、火硝、白矾各二两五钱，黑铅五钱，雄精两五，轻粉五钱，蜈蚣一条，月石一两，升香三炷，丹成加冰片三分，麝香二分	专门拔管出骨，用时月黄龙丹二分之一配合，使余骨管子更易拔出，在本丹内加入珍珠之一可使一般疮疡更易生肌	吴文斋方

各家丹药处方用途一览表

续表

方　名	配　伍	作　用	来　源
七宝丹	水银一两，火硝二两，白矾一两，食盐三钱，朱砂八钱，雄黄五钱，白砒三钱，升香三炷	功能化腐、排脓、解毒，各种疮疡皆适于用	家藏抄本
紫灵药	水银一两，朱砂三钱，硫黄三钱，雄黄三钱，共末入罐升香三炷	腐烂诸疮灵药五钱，轻粉五钱和匀掺用，咽喉烂者用灵药一钱，人中白二分研匀用	疡医大全
化管丹	水银二两，火硝二两，白矾二两，皂矾一两，食盐二钱，朱砂五钱，雄黄三钱，硇砂三钱，降香三炷	功能化管出骨，用米粉糊做成捻子用之，愈陈久愈不痛	郑雨苍方
六仙丹	水银一两，火硝一两，白矾一两，白铅五钱，朱砂五钱，雄黄五钱，升香三炷，丹成加冰片三分	治杨梅癣特效	吴禹臣方
化腐白灵药	水银一两，火硝七钱，白矾六钱，皂矾五钱，青盐五钱，月石三钱，朱砂五钱，降香三炷，丹成加冰片三分	专门化腐、排脓、出核，功效同白降丹	刘幼承方

丹药本草

续表

方　名	配　伍	作　用	来　源
梅毒倒提丹	水银二两，绿矾二两，火硝二两，白矾两五，樟脑钱半，升香三炷，用时以丹二分同饭成丸，每服五丸	专治梅毒，服后齿龈浮肿者以冷水噙之，至七八日后毒即全净	外科图说
黄降丹	明雄一两，白矾二两，共末入阳城罐内升打三香取丹使用	化腐不疼	师授
硇砂大丹	水银一两，火硝一两，白矾一两，白砒五钱，胆矾二钱，月石三钱，铜绿二钱，朱砂三钱，硇砂二钱，升香三炷，丹成加麝香三分，冰片三分	化腐、提脓、拔毒	师授
锄霸丹	白砒五钱，辰砂五钱，青矾三钱，红娘三钱，斑蝥三钱，食盐四钱，降香五炷	取管、化绵、脱腐	吴雨依方

各家丹药处方用途一览表

续表

方　名	配　伍	作　用	来　源
七雄除霸丹	水银二两，白矾两五，火硝两五，皂矾七钱，红砒五钱，白砒五钱，食盐五钱，朱砂五钱，硇砂五钱，降香三炷，丹成加冰片三分	瘰疬出核、去管化绵、极其神效	熊文林方
六龙补瘘丹	水银一两，火硝一两，白矾一两，白砒五钱，轻粉五钱，蜈蚣一条，升香三炷，丹成加银朱三钱，麝香三分，冰片四分	痔瘘化管作药捻用	郑复初方
九转大丹	水银二两，火硝两五，白矾三两，皂矾一两，黑铅六钱，灵磁石六钱，白砒四钱，雄精五钱，辰砂三钱，降香十二炷	治痈疽发背、蛇咬犬伤、疔毒等症，用银针刺破患处上药	吴梦九方
四皓丹	水银一两，黑铅七钱，先结成砂子，火硝一两，月石六钱，共末入罐，升香三炷	用于外科一切疮疡	郑师夔方

丹药本草

续表

方　名	配　伍	作　用	来　源
五仙丹	水银一两，火硝一两，白矾一两，升香三炷，丹成加水银一两，黑铅一两，结成青砂头研末用	功能去腐生新，屡试皆效，并治下疳等症	林茂先方
梅花丹	水银一两，火硝一两，白矾一两，潮脑三钱，另以白矾一两，硫黄五钱同炒和入，升三炷香，丹成加煅铅粉三钱，扫粉二钱，银朱三钱，梅片二钱，麝香二分	善治陈年疮毒、下疳等症，如取管骨则加硇砂少许同研用之极灵	张少浦方
提疬丹	水银、火硝、白矾、皂矾、月石、食盐各一两，朱砂二两，升香三炷，丹成取出和米饭捣和为丸。如绿豆大，朱砂为衣，每以一丸放疮上，绵纸封二三层，一日夜揭起则核即随纸带出，极验	专取瘰疬、痰核	串雅编

各家丹药处方用途一览表

续表

方　名	配　伍	作　用	来　源
五虎威灵丹	水银五钱，火硝五钱，白矾五钱，共末入罐升香三炷，丹成加冰片五分	治棉花疮神效，用时加麝香五分	朱邦彦急验方
五星聚奎丹	水银一两，火硝一两，白矾一两，银朱一两，樟脑一两，降香三炷	专治天穿地漏梅毒，每服一分，用龙眼肉包服	家藏抄本
四灵丹	水银二两，火硝一两，白矾一两，皂矾五钱，升香三炷	专治诸疮将溃化腐提脓，亦能生肌，但力较弱	李勉之方
四神丹	水银一两，火硝一两，白矾五钱，青矾五钱，升香三炷，丹成糊丸如梧子大、每服一丸	治筋骨疼痛、寒湿入骨者良效	家藏抄本
内服三仙丹	水银三两，火硝三两，白矾三两，升香三炷	治梅毒升天陷鼻、好肉尽去者，用时以豆腐挖空包丹一分在内，囫囵吞下免药染喉	家传秘方
八宝滚脓丹	水银二两，火硝两五，白矾两五，银朱三钱，轻粉三钱，朱砂五钱，皂矾三钱，青盐三钱，珍珠三钱，升香三炷	拔毒、排脓	郑师夔方

丹药本草

续表

方　名	配　伍	作　用	来　源
万用百灵丹	水银一两，朱砂三钱，雄黄三钱，硫黄五钱，升香三炷，丹成取出沉入水中一宿以出火毒，然后加入珍珠二钱，青黛三钱，凤凰衣三钱备用	普遍用于各种溃疡	拯瘰良方
化腐神丹	朱砂、赤石脂、黄丹、儿茶各五钱，雄黄一两，桑螵蛸五钱，象皮五钱，硇砂一钱，升香三炷，丹成加银朱、轻粉、黄丹、冰片四味	化腐肉、脱绵管妙在不痛，并治疮疡生蛆	师授
六合丹	水银一两，朱砂三钱，扫粉三钱，牙硝五钱，月石一钱，白矾两五，升香三炷，丹成加麝香五厘	凡痈疽疮疡已溃或久溃不敛或敛而难于收口者均宜，功能化腐生肌	外科金针
八宝红升丹	水银两五，牙硝一两，白矾两五，银朱钱半，朱砂钱半，珍珠一钱，扫粉一钱，龙骨三钱，照六合丹法升之	功用较红升丹为胜	外科金针

各家丹药处方用途一览表

续表

方　名	配　伍	作　用	来　源
神效滚脓丹	白矾一两，雄黄一两，月石五钱，甘石五钱，升文火三香，丹成刮下退火备用	用时制成捻子，一天一换，外用膏药贴上脓管自化，俟管尽后上生肌药收功	湖海秘录
九灵丹	水银一两，火硝一两，白矾一两，赤石脂一两，皂矾三钱，月石五钱，丹成后加轻粉八钱，佛金七张，冰片一钱，麝香一钱，照金鉴五灵升药法升炼	专治疤骨流痰	杨亚华方
四象丹	水银一两，火硝一两，轻粉一两，白矾一两，升香三炷	治溃疡已成瘘管或结核性溃疡及骨结核	罗君明方
回阳丹	水银一两，火硝一两，枯矾一两，月石五钱，红矾五钱，升香三炷，丹成调为油剂备用，用时或上粉剂或做捻子均可，外贴膏药以护伤口	专治阴疽、疤骨流痰	杨辅辉方

丹药本草

续表

方　名	配　伍	作　用	来　源
拔核丹	水银六钱，火硝六钱，白矾一两，青盐四钱，银朱少许，升香三炷，丹成配地牯牛末十个，饭捣为丸，用时以一粒放痒子上外贴膏药，连换十次其痒自上落于膏药上连根拔出	专治颈淋巴结核（痒子）	黄开文方
脱核丹	水银六钱，火硝一两，白矾一两，皂矾一两，胆矾一两，青盐五钱，升香三炷，丹成加40%地牯牛末，5%硇砂备用，用时如有炎症则用包药（半夏、南星、草乌、狼毒各等分为末）箍拢束后将丹放于疮顶，盖以膏药，对天一换，如核落时则上红升丹	专治颈淋巴结核	黎光焰方
扫花丹	水银四钱，火硝一两，白矾一两，轻粉三钱，升香三炷，丹成加珍珠大者七粒，冰片四分，琥珀二钱，麝香二分	专治花柳毒疮，屡试屡验，每以九分为一服，再用小枣三枚煮熟去核为丸，开水送服，不忌口，服药中口含柳条	续命集

220

本书引用文献

本书引用文献

中国药学大辞典	陈存仁	世界书局
经史证类本草	唐慎微	人民卫生出版社
唐新本草	苏敬等	人民卫生出版社
本草纲目	李时珍	世界书局
本草纲目拾遗	赵学敏	世界书局
本草品汇精要	刘文泰	人民卫生出版社
天工开物	宋应星	商务书馆
抱朴子内篇	葛洪	四川刻本
正统道藏		商务书馆
道藏辑要	贺龙骧等	成都二仙庵刻
琴火重光	陈竹泉	上海仙道学会
化学史论文选辑	袁翰青	上海三联
中国本草学简史	北京中医学院	北京科学技术出版社
本草纲目矿物史料	玉嘉荫	科学出版社
矿物药与丹药	刘友梁	上海科学技术出版社
疡医大全	顾世澄	浙江刻本
灵药秘方	师成子	三三医社
方外奇方	凌晓五	三三医社
道言五种	玉溪子	成都刻本
外金丹	济一子	重庆刻本
外科证治全书	许克昌	四川刻本
外科金鉴	吴谦	成都刻本
外科正宗	陈实功	广益书局
外症通用方	陆介山	成都刻本
丹药集锦		重庆中医学会
广东省中医药展览会画刊		广东卫生厅印
集成良方三百种	蓬莱山樵	汉中石印

丹药本草

串雅补	三桥鲁照	扫叶山房
奇方纂要	亚拙山人	四川木刻
青囊秘授	佚 名	四川木刻
外科十三方考	张觉人	上海科学技术出版社
炼丹秘诀	佚 名	上海竞智
家藏抄本	张觉人	笔者家藏
云笈七签	张君房	中华书局
扁鹊心书	窦 材	四川木刻
道书十七种	济一子	蟾成堂刻
千金翼方	孙思邈	鸿宝斋石印
千金要方	孙思邈	中原书局
外科图说	高梅溪	锦章书局
霉疮秘录	陈九韶	会文堂石印
外台秘要	王 焘	成都刻本
金火大成	文芳芝	成都刻本
中国外丹黄白术史略	陈国符	化学通报 1954.2
中国古代金丹家的设备和方法	曹元宇	科学 17卷1期
医药上丹剂和炼丹术的历史	朱 晟	中华医学杂志 1956.6
中国炼丹术 吴鲁强等著	陈国符译	化学 第3卷第5期
周易参同契及其中的化学知识	孟乃昌	化学通报 1958.7
我国人民用水银的历史	朱 晟	化学通报 1957.4
从本草纲目看我国古代无机药物化学的成就		
	魏云祥	中药通报 1957.7
中药矿物药的主要化学成分及其治疗作用		
	唐德煊	上海中医药 1957.4
丹 颂	陈文熙	科学的中国 1卷3期
古今秘苑	佚 名	四川木刻

丹药本草药物分类及符号表

金属元素类

中药名称	拉丁文名	符号
金	Aurum	Au
银	Argentum	Ag
铜	Cuprum	Cu
铁	Ferrum	Fe
锡	Stannum	Sn
铅	Plumbum	Pb
汞	Hydrargyrum	Hg

氧化物类

中药名称	化学符号	主要成分
砒石	As_2O_3	三氧化二砷
铅丹	Pb_3O_4	四氧化三铅
无名异	MnO_2	二氧化锰
伏龙肝		硅酸、氧化铁、氧化铝

续表

中药名称	化学符号	主要成分
代赭石	Fe_2O_3	三氧化二铁
磁石	Fe_3O_4	四氧化三铁
石灰	CaO 或 $Ca(OH)_2$	氧化钙或氢氧化钙
海浮石	SiO_2	二氧化硅
白石英	SiO_2	二氧化硅
紫石英	SiO_2	二氧化硅
密陀僧	PbO	氧化铅
禹余粮	$Fe_2O_3H_2O$	含水三氧化二铁

硫化物类

中药名称	化学符号	主要成分
自然铜	FeS_2	二硫化铁,少量的铝、钙、硅等
丹砂	HgS	硫化汞
灵砂	HgS	硫化汞
银朱	HgS	硫化汞
雄黄	As_2S_2	二硫化二砷
雌黄	As_2S_3	三硫化二砷
礜石	$FeAsS$	砷硫化铁

丹药本草药物分类及符号表

氯化类药物

中药名称	化学符号	主要成分
戎盐	NaCl	氯化钠，夹有氯化钾等
卤碱	$MgCl$	氯化镁
轻粉	Hg_2Cl_2（或$HgCl$）	氯化低汞
粉霜	$HgCl_2$	氯化高汞
硇砂	NH_4Cl	氯化铵
绿盐	$CuCl_2 \cdot 3Cu(OH)_2$	碱式氯化铜

硫酸盐类

中药名称	化学符号	主要成分
胆矾	$CuSO_4 \cdot 5H_2O$	含水硫酸铜
朴硝	$Na_2SO_4 \cdot 10H_2O$	含水硫酸钠
元明粉	Na_2SO_4	无水硫酸钠
石膏	$CaSO_4 \cdot 2H_2O$	含水硫酸钙
绿矾	$FeSO_4 \cdot 7H_2O$	硫酸亚铁
黄矾	$Fe_2O_3 \cdot 2SO_3 \cdot 10H_2O$	硫酸铁
明矾	$KAl(SO_4)_2 \cdot 12H_2O$	硫酸钾铝

丹药本草

碳酸盐类药物

中药名称	化学符号	主要成分
石钟乳	$CaCO_3$	碳酸钙
炉甘石	$ZnCO_3$	碳酸锌
石青	$Cu(OH)_2 2CuCO_3$	碱式碳酸铜
石绿	$Cu(OH)_2 CuCO_3$	碱式碳酸铜
铅粉	$Pb(OH)_2 2PbCO_3$	碱式碳酸铅
花蕊石	$CaCO_3\ MgCO_3$	碳酸钙、碳酸镁
方解石	$CaCO_3$	碳酸钙
石燕	$CaCO_3$	碳酸钙,含少量的磷
空青	$2CuCO_3 Cu(OH)_2$	碱式碳酸铜
冬灰	K_2CO_3 及 Na_2CO_3	碳酸钾及碳酸钠
白垩	$CaCO_3$	碳酸钙

硅酸盐类药物

中药名称	化学符号	主要成分
阳起石	$Ca(MgFe)_3(SiO_3)_4$	硅酸镁及硅酸钙
不灰木	$Mg_6(Si_4O_{10})(OH)_8$	水化硅酸镁
滑石	$Mg_3(Sl_4O_{10})(OH)_2$	含水硅酸镁
云母	$KAl_2(AlSi_3O_{10})(OH_2)$	含钾铝的硅酸盐

丹药本草药物分类及符号表

其他化合物类

中药名称	化学符号	主要成分
硼　砂	$NaB_4O_7 \cdot 10H_2O$	四硼酸二钠
火　硝	KNO_3	硝酸钾
铁华粉	$Fe(C_2H_3O_2) \cdot H_2O$	醋酸亚铁
铅　霜	$Pb(C_2H_3O_2)_2 \cdot 3H_2O$	醋酸铅
铜　青	$CuCO_3 \cdot Cu(OH)_2$	碱式碳酸铜或碱式醋酸铜

海内孤本灵药秘方

张觉人 整理本

海内孤本灵药秘方

解生灵病痼于倒悬

方　序

　　上残……废也,但古今来方士口口相传不肯轻泄,故世医所得不过红升、白降数方而已。此灵药秘方一卷,多至四十余翻,其中奇方秘论,皆世医之所未闻。康熙初年,有蒲东方士师成子者,不详其为何人,余于乾隆己亥,偶游广陵市中获医方一卷,乃师成子手书也。读其自序,言壶中卖药,不过欲广益世人,为三千功行之助,而秘惜过甚。方中分两皆为隐语,以一两为奇两,三钱为仁浅之类,唯恐人知。余细玩得其意而改正焉,因叹此书有裨于世而知之者绝少。癸卯夏五来游汉皋,以示汪生圮公,圮公欣然为付诸剞氏,又辑同人屡验之方为一卷附诸后,以广其传,其利济之心有足多者,因弁言于简端。

　　　　　　　　　　　　　　天都方成培仰松氏题

　　觉人按:己亥是乾隆四十四年(1779),癸卯是乾隆四十八年(1783),此书是有清以来,余所见第一本丹药专书。

原　序

　　古有医道通仙道之语，余始疑而未敢信，今乃知其言之果不谬。又思华佗、扁鹊非不足控今古岐雷广成横于胸中，董奉、韩康不异人意，而仙机隐隐其欲动，既见乎草木之药，不足成回天之手。举凡二五之精妙合而成者，复有灵药之选，于是穷极乎乾阖坤辟、静专动植之理，水升火降，日出月纳之故，谓此待毙之躯，尚可之死、之生、之危、之存，况吾身素无疾病，服之何不可以长生？故名山道观，历访白鹿之真人，神药躬求；寻苍牛之道士，炉火服食，遂日习而有事矣。未得不谓其方之不灵，稍得遽恃其术之已精，逮遇名师，始悔前非，因尽弃其所学，从事于金丹大旨，诚恐已之功行不足以延登仙伴也。所以寄迹江湖，浪游城市，卖药壶中，广益世人，无非欲三千行满、八百功成，俾他年冲举，将拔宅而飞升，此曰栖迟能驻颜而返少，此之谓医道通仙道也。虽未见习医者皆欲仙，亦未见学仙者俱成道，而揆情度事，其理有如此者。予幼习群书，长爱羲皇，七步八斗未敢夸耀于人，五金八石窃尝讲究于心。冀得天河上之三传，以成夫陶公之十赉，无如紫府云遥，瑶池孔远，不遇待诏，不知昆明池底之灰；不逢麻姑，不记蓬叶阙前之水。今幸关西夫子盛德威仪，东角先生清修日式，是以菖蒲炼出新芝，而鼎中胡以药转，云母蒸成香芋，而铛内何以云生，盖以尝指而授之矣。敬承四十八方普济苍生（按：实有五十九方），虽非

231

海内孤本灵药秘方

若曼倩之桃、安期之枣,而神明变化亦庶可窃比于《千金》、《肘后》之列。至其脉络分明,条理洞悉,一方包数方,一本贯万散,殆亦犹之乎物物共一太极、物物各一太极也。故为序以待后之学者。时康熙戊戌年(按:康熙五十七年,1718)春正月八日,蒲东师成子识于广陵精舍。

海内孤本灵药秘方卷之上

蒲东师成子著
古歙方成培订
绍兴裘庆元刊
广安张觉人整理

灵药总论

灵者，先天一气凝结于中，神明变化不测之谓也。古人云，有七十二般炉火、二十四品服食，诸凡五金八石，举皆一一采而用之者，诚有以见夫草根树皮之药不灵，而金石煅炼之药斯灵也。奈何世人不察，徒知灵药之名，而不知灵药之实，无论不能以广征元奥。即有间执一方，亦必泥执一病，以为古人用药，不过如是。更不复求灵药之外，更有加减，灵药之中复有转换，而谬成己见，以痼终身。噫！此特谓之死药耳，何灵之有？尤可恨者，既不闻灵药之名，又不习灵药之事，而妄谓金石炼煅之不可轻服，而病者遂缘以深信而不疑，是以宁灭其身而无悟者，皆斯言害之也。殊不知古人立方必胜后人，金石煅炼之不可服，古人何苦多列品类，以误后人？玉导石髓、刘安余膏，何莫非金石煅炼，而长房、思邈诸公未尝以此见诮也。可见灵之功在会用与不会用，而会用与不会用，在传之当与不当，故他方俱按味而求，而灵药必须过手而得。盖虽小丹作用而实系大丹之头脑，因心制宜，变幻莫测，真如游龙之不可捉摸，学者岂可因其金石煅炼而忽诸。

海内孤本灵药秘方

灵药十例

一、封口：他人但知盐泥封口，认为以盐水和泥，殊不知是二而一、一而二者也。如药入罐，先以盐块研碎，以滚水冲之，再以盐水和薄泥盖盏，不必用纸条，以泥涂盏遍，合上加梁缠紧，上放炭火，即以笔蘸盐水，一转一转扫上，约指厚，再以薄泥封上，齐盏遍，永不走失，石膏、石脂俱非。

二、固底：药少底犹可薄固，药多必须泥罐时，分外厚些，打一铁镣，兜住罐底，上至半罐，有两杯勾上上横梁，梁尾以铁丝向下缠数套，再以小钉捻上，务紧为度，即以小钉缕住，涂泥丝上。

三、辨水银及汞：人谓水银即汞，不识水银系市中所售者是也。而汞乃朱砂中所取者（按：道书名朱里汞）。凡灵药俱当用汞，用水银者取其便也。然水银亦有掺铅于中者，以白色者为佳，青色者有疵。

四、取汞：用阳城罐一个，下钻一小孔，另用罐一个着水，地下掘一坑安罐。罐口齐上，以钻孔罐顿上，合缝处封固，罐内用稻草烧灭存性铺底，以朱砂轻轻放上，封固擦盏，至半支香，去水，以炭炙下。共用三香，但要文火，火约半罐便住。

五、辨土倭硫：灵药中所用俱是倭硫，系外邦所产，微红者是。今俱用土硫，性烈有损，如逼不得已而用，亦有死硫法，切不可用生硫。

六、制硫：土硫不拘多少，打如豆大。先用黄泥水煮一日，二用醋煮一日，三用侧柏叶水煮一日，四用浮萍水煮一日，五用青苔水煮一日，六用萝卜水煮一日，七用豆腐浆煮一日，八用猪大肠头水煮一日，九用鸭子汤水煮一日。

觉人按：此种水煮硫黄法太繁琐，不可以，也可说是炼丹家有意捣鬼之作。据我的炼丹经验，只消选拣明净鲜黄的硫黄已够条件，不用过分苛求，以难后进。

七、打法：世传升降二法足矣，未知有过桥打法（两罐并立，中有桥梁通气的打法）。有重胎打法，有两罐横放串打法，有一罐之中先升后降打法，有一罐之中先降后升打法，有一罐之中隔作三四层打法，种种法则不胜枚举，姑存其概。

八、火候：升药擦盏，降药不擦盏此其常也。亦有升药不擦者，但观其中之药性何如，火有俱用文火到底者，有俱用武火到底者，有文中之文，武中之武到底者，有半罐、有蒙头内外俱红者，等等不一，在运用之妙耳。

九、颜色：升者红、降者白，夫人而知，无庸议。有升而白者、黑者，人所罕见；有青者、有如针者，色固不同，聊举一二，以见炉中造化，不可思议。

十、制灵药诚不可轻用：火性太燥，当知制法。其法不论服食与外用，先用黄泥煮一二天，又用大白萝卜，取空放药入内，水煮一二天，又置土中埋七天，又放井中，离水尺许，悬七天，再以绿豆水、甘草水各煮一天，佩于人身半个月，其效更大。若外敷药则不必如此，只以甘草水煮足矣。白降药依法制去，竟不大痛，亦是奇事。

上灵药之中细委曲折颇多，难以尽举，特拈数项以见全功。此固亲切过手所传，并参以独得之秘，非真正得手者，不能领此也。

觉人按：丹药上疮有痛感者是丹药中含有残余硝酸、硫酸、盐酸或碱类物使然。只消用清水作一二时煮后除去这类残余物即可减低刺激，使患部不疼，用不着如许费事麻烦。

海内孤本灵药秘方

五气朝元丹
（此丹和丸药中服）

倭硫四钱二分，南铅七钱五分，北铅一两，雌黄三钱，雄黄三两。

上先将北铅化开，然后再将南铅化开，投入一处化匀，打成如阳城罐底大（共二个），大灯盏式，先放一个仰于罐中，后将硫、雄、雌三黄为末放上，再以一盏覆之，然后封固打，文火两炷香、武火一炷半香，俟盏中水滚，以小米置盏内，待米沉底即好。二转可加硫、雄、雌各二钱，以后三转至九转俱加硫、雄、雌各一钱，丹成取药。听凭内外丸散中，每斤加此灵药三钱和服，则诸药皆灵，如一转亦可用，但无九转者佳。

觉人按：此是一种"丹头"。赵学敏说，药有最验者曰"丹头"，即劫剂是也。病除后必不可再用，走医多挟此以极效，人每诧为神奇，病后再求余药则授以丸药，谓可除根也。

九转灵砂丹
（此丹单服或加入丸药中主化痰）

朱砂八两，倭硫一两五钱。

上者先将滴醋煮朱砂一二时辰取起，以倭硫末炒朱砂，频频添硫入炒，以砂黑为度，入罐封固，擦盏三文两武，约水十二盏为度，冷后将药刮下，再以硫炒砂黑为度（如锅中起火可以醋喷之熄。按：起火时不用喷醋而用盖盖之，以隔绝空气，其火自灭，且更安全）。研末入罐，仍以前打罐中药底，研末盖面，封固，打火五炷香。如此打去，至五转俱是一样,至六转时,以醋煮砂,不用硫炒,入罐仍以渣盖面,不用大罐,只用小罐,上约空三指,封固,还打五炷香,上用棉花浸水放盏上,冷取药看有无汞珠,如有珠仍用硫炒,其醋煮转转如是。至七转先从上打半炷香,慢慢退火,不可见风,从下再打五炷香,看罐口有无气味。如无竟不用棉花浸水,候冷取药再煮,再打,照前七次降打七炷香为度,九转九炷香,五文五武,取药,瓷罐收贮,封固。每用厘毫入口,立能化痰。凡丸药中俱可量入,神效。

觉人按:此丹方中是用朱砂,不是水银,升出丹药是否有汞珠出现尚待证实。据云,厘毫入口、立能化痰一说,也要证诸临床才可做出决定,作为"丹头"使用是可能的。

以上二方是沈阳正然老师所秘,诚灵药也。

秘 传 九 方

(按:此下九方均为有联系作用,一气贯穿,当细玩味之。)

第一方 阳七贤散

黑铅七钱,汞一两,土硫二钱。

上先将黑铅化开,入汞,冷定研细,同土硫末入锅内慢炒作青砂头色。硫不必多加,外用明矾一两,火硝九钱,皂矾八分,食盐七钱,共研入锅,炒干带红色取起,同上药共研带青色入罐,如法封固。打火三文一武,武火擦盏,四炷香冷定取出,靠盏药如鹤顶色,或入生药(所谓生药就是照处方再配一料进行再打)研末炒干,又合研入罐,照前升打,火候更妙。

海内孤本灵药秘方

第二方　阴六贤散

即前阳七贤散中去土硫不用，其制法、分量、火候、加药悉照前法。

凡阴毒不痛者须六贤散，阳毒不痛者用七贤散。（按：阳毒者，急性，进行性；阴毒者，慢性，退行性。）此二药内症可服，外毒腐肉可敷，但外敷只厘许，而内服不过一二分为止，须依治例用之。

一　凡遇毒疮先须究其阴阳，先与前散一二分，量人虚实用之，极能护心，不致大害。（按：分阴阳用六贤七贤当留意。）

一　再配回生散，或三分，或四分，共研末，炼蜜为丸，加乳香、没药、血竭为衣，服之免恶心。吐逆、泄泻等症，药用紫草煎汤送下亦可。如病重恶心、恶寒欲吐泄者，更加一服，即吐泻止矣。

一　凡治恶疔，前药加穿山甲、僵蚕、蜂房、皂角刺、蝉蜕、防风、银花、荆芥、羌活、归尾、桑皮、连翘、陈皮。

一　上部加桔梗，头上加川芎、藁本。

一　下部加牛膝、木瓜等分，防风为使，四法通之，寒热行之，加减量人。

一　疮疡，倘伤寒冒风，不能进饮者，陈皮、紫苏、苍术、银花、防风、荆芥、甘草、归尾、连翘等分，上下部同前加服。

一　心经燥，加黄连、黄柏、知母。

一　肺经面赤、喘促加黄芪。

一　脾经胃大肠热，加大黄、芒硝。

一　少阳胆症，加石菖蒲、蒌仁。

海内孤本灵药秘方卷之上

一　肝经加龙胆草、甘菊、黄柏、芍药。

一　凡一切疮毒痛者，只须回生散加六贤散，依后六门法治之。

一　外点诸顽疮恶毒、腐肉作脓亦用，并杨梅结毒，不必问其新久浅深，因时制宜用之万无一失。

回生散
（肿毒初起用主发散）

番木鳖净末四两，用水泡透，去皮净咀片，少用麻油炸紫黄色，以透为度，研细，穿山甲一两，麻油炒透，瓜儿血竭五钱炙，乳香三钱去油，没药三钱去油净。

上共为细末收贮，每服三分至五分止，切不可多用。预嘱病者，倘晕麻发战，切勿惊疑，一时性过即安，服时忌风。

若炼蜜为丸可加六贤散，以乳没、血竭为衣，服后麻战，饮热酒或姜汤一盅即止。

此药与前六贤散合并用之，乃治外症之要药也。

凡治外症须分六门治法：先痛而后肿者，气伤形也；先肿而后痛者，形伤气也；喜怒伤气，热伤气故先痛；寒伤形，暑伤形故先肿，阴阳应象，此其理也。素问论之无过血症体热，气症体凉，精病虚，神病弱，阴病顽，阳病痹，痈疽肿毒、疮疖、鱼口、便毒、骑裆诸症，皆血热妄行之故，故火病回生散主之。如痛极或热甚者外加六贤散主之。

一　治一切恶毒初起者本药三分，加穿山甲、僵蚕末各一钱，葱汤下。

觉人按：此一加法即成为加味青龙丸矣。

一　治偏正头风、麻木不仁等症，本药三分，加闹羊花酒炒半分，僵蚕一分，好酒下取醉。

海内孤本灵药秘方

一　治风气遍身疼痛、四肢走注、指肿挛急、腰膝足腿酸痛麻木等症，本药三分，上部加桂枝、薄荷、羌活，下部加牛膝、木瓜，四肢俱痛加威灵仙、川乌、草乌（炮）各一分，共研末，每服好酒送下，尽醉。

一　浑身疥癞、皮肤俱烂，本药三分加白芷、荆芥末各五分，好酒送下，尽醉。

一　中风瘫痪、手足偏枯及麻风皮毛脱落、口眼㖞斜、遍身疯癞、不知痛痒，本药一两加闹羊花（火酒制）、草乌（炮）各一钱五分，天麻、僵蚕各三分，共研末，每服五分，加麝香少许，好酒送下，取醉，大汗为度。

一　杨梅疮不拘远近，本药三分加牙皂、银花等分煎汤送下，出大汗，外用消风败毒散，不数日愈。

一　杨梅癣、牛皮癣、顽癣、疥癞，久远不瘥，本药配白藓皮各等分，每服五分。

觉人按：回生散也是一种"丹头"。

第三方　飞龙夺命丹

（兼治内外症、主败毒）

元精石、白矾、皂矾、火硝各二两，硼砂、硇砂各三钱。

上六味共研，入锅炒至老黄色取起，加汞二两，朱砂、雄黄各五钱，入罐封固。如前火候（按：三文一武），武火擦盏，冷定开取升药。又加生药入罐打火四炷香，药俱同前，但分量不同。汞、砂、雄、硼、硇分量俱照前，唯元精石、皂、白矾是各一两，硝一两五钱，照前炒，研细，入罐封固，火候俱同前。冷取升药又加硝、皂、白矾各七钱，明雄一钱，共研，打火同前，取出升药又照前配打火三炷香，乃内外科之圣药也。（按：这也是三打，与十三方三打灵药有近似

海内孤本灵药秘方卷之上

之处。)

一 疮疡兼隔食翻胃吐逆等症,用本药三钱,加沉香、木香各一钱,白叩仁、丁香各五钱,糊丸绿豆大,淡姜汤下一丸,日进三服。

一 中满臌胀水肿等症,本药二钱加沉香、木香各一钱五分,土狗三枚(炙,去头足),糊丸绿豆大,每日空心用白商陆、砂仁汤下三丸,以平为止,次用调理之剂。

一 九种心痛、腹中冷气,久不效者,本药三钱,加干姜、良姜、大椒各一钱,或末或丸,川椒汤下;或砂仁汤下三分,日三次。

一 风寒湿气,流滞经络,筋骨疼痛,本药三钱加制乳没各三钱,阿片、朱砂各五分。如无真阿片,则以麝香少许代之,好酒糊丸,梧子大,每服一丸酒下,日三次。病久者先服黄金散取汗。

一 妇人月经不行瘀血作痛,或癥瘕痞块,本药量加斑蝥、红娘子(俱用米同炒,去头足),每服八厘,空心红花酒下,日三次。以行为度,虚弱者去斑、红,单取米用。

一 治外科诸般肿毒,本药血竭各三钱,蟾酥五分,麝香三分。糊丸桐子大,每服一丸酒下。按上下部服之,日三次。

一 治痰核、马疔、结核等症,本药三钱,胆星、半夏、贝母各一钱五分,麝香三分。溃破者加制乳没(去油)各一钱,糊丸桐子大,每服一丸,日三次。

一 杨梅结毒,不拘远近,本药朱砂各三钱,雄黄、银朱各一钱,黄蜡为丸,梧子大每服一丸,土茯苓汤下。

一 下疳蛀杆,不拘远近,本药朱砂、雄黄各一钱,制乳没(去油)、血竭、龙骨各一钱,为末掺之。

一 裙边、湿毒、泡疮久不收口者,本药制乳没(去

241

海内孤本灵药秘方

油）各一钱，冰片三分，黄白二蜡化入麻油少许，熬膏贴之。

一　喉风十八症，本药五厘，好醋调匀，滴入喉中，吐去痰涎即效。破烂者，苦茶调敷，牙疳口痔皆治。

一　诸风癣、顽癣、牛皮癣、血癣，本药量加白砒、土硫黄为末，或醋或油调敷。

第四方　无名

与前第一方（按：阳七贤散）药味同。唯打火盏内用水，取升药照前第三方（按：飞龙夺命丹）加助药之法打火三次，每用药研极细，糕糊丸，麻仁大，每空心，用人参汤或枣汤下一二十丸。

一　若遇内症，痰涎涌塞、上盛下虚、有升无降、吐逆咳嗽、痰火喘急、隔食、翻胃、呕吐等症，陈皮汤下。

一　翻胃、膈食、吐逆、饱嘈者，丁香、木香汤下。

一　虚损欲成劳怯者，生姜、乌梅汤下。

一　偏正头风痛、久不愈者，川芎葱汤下。

一　心腹肿胀、腿膝酸痛者，蓬术汤下。

一　阴虚盗汗、小便过多、元阳不足者，牡蛎汤下。

一　男女气血不和，小腹急痛者，桃仁汤下。

一　湿气脚气酸痛者，木瓜汤下。

一　遗精淋浊者，白茯苓、牡蛎汤下。

一　阴证阙冷、吐逆不下者，生姜汤下。

一　失心痴呆、神不守舍者，辰砂汤下。

一　五痫昏厥不醒者，生姜汤下。

一　五劳七伤、虚损已成者，独参汤下。

第五方　无名

与前第二方（按：阴六贤散）药味同，唯打火三转后可用引药，专治外症。取本药（按：指六贤散）、雄黄、朱砂各一两，制乳没各二钱，当归、白芷、槐花各二两，如痛加丁香二钱共为末，老米糊丸，桐子大，听用。

一　凡杨梅疮瘘、发背、瘰疬等恶疮，每服以牙皂一根，土茯苓四两煎汤，初十日进五丸，中十日进六丸，后十日进七丸。服后如寒热者，乃毒气出也，不必惊疑。

第六方　无名

（按：与飞龙夺命丹同仅少皂矾一味）

水银、枯矾、火硝各一两零二钱，硼砂、硇砂各一钱二分。

上药者共炒为细末，入罐封固，打火三炷香，加炉甘石一两二钱，共研入罐再打一炷半香，取出，童便拌药共炒摊地上，如此炒摊七次，复为末入罐封固，打火一炷香半，取出埋地内一日夜，再为末，加制乳没各一钱二分，又将童便拌晒，加朱砂六分，过筛研细，瓷瓶收贮，每服土茯苓、牙皂汤下。

一　此散用法俱照前六贤散主治医例，其效更神。

第七方　白雪丹

（按：此是降丹）

盐、矾、硝、皂各二两五钱，炒九分干，加汞二两，朱

海内孤本灵药秘方

砂五钱,共研无星带青色,入包酒瓶内按紧,上用布如瓶口大盖住,再用黄泥靠瓶遍周围按紧,中留一孔,依瓶口大。俟泥干,再用夏布一块扎瓶口,用阳城罐一个,将药罐对口扎定,封固如法。再用大瓷盆一个,盛水在内,将前药瓶倒立,空罐底立水盆内,其盆上用砖如法隔之。先将罐内药圈记何处止,其火亦止到药边为度,或过药一指亦可。药由上罐入下罐,即过分火候,其功效同猛火,亦可先文后武,共三炷香,火足冷定取起,下罐内有水,不可横浸入水,湿了上罐口药。开罐取出其药,松白色为妙,然不松白亦可用。

一　此丹治一切肿毒出脓,用之拔毒去其脓血。未出脓者,用之点起,泡自破出水,再用药纸贴之,自干而愈。

一　治未破者,用陈醋少许调点。如脓溃烂者,可用六贤散掺之。若误上白雪丹,痛不可忍者,亦敷六贤散,药纸贴之。

第八方　药纸

杭州高白油纸一百张,生甘草八两。

先以净水十五碗,入甘草煎至六七碗去渣,再煎至三四碗浓。将纸分作四块入锅,块块见汁,煮干为度,取起晾干,收好听用。

一　凡点白雪丹,泡破出水后,用此纸照泡大小,针刺百孔,津湿贴之,刺眼以便出水,候自愈脱。

一　白雪丹犯膏药其口更开、更烂,贴此药纸最妙。

第九方　白粉霜

硼砂八钱,火硝、明矾各三两,甘草一两。

上先将前三味共研,再用甘草煎浓汁煮干,次用水银、轻粉各一两五钱,共研无星,入罐封固,打火三炷香擦盏,冷定取升药。每一两加血竭三钱,研匀收固听用。

一 此霜治内外证,大人止服一分三厘,小儿止可服七厘,须分上下部引药送下。

以上九方一气呵成,加减火候可悉照其例,固有缺一不可者。

三花聚顶丹

(按:即三仙丹)

明矾一两六钱,白硝一两四钱,水银一两。

上三味如法封固,文武火五炷香,擦盏,冷定开罐,取药配用,极能去腐、生肌、退管。

生 肌 散

前灵药四钱,乳香、没药、儿茶俱去油各二钱,珍珠一钱,或加冰片、人参更妙。

上共为细末,掺疮上,去腐生新,其应如响。

真元会合丹

皂矾、白矾、水银、火硝、食盐各二两。(按:此即白降丹。)

上共研匀,结胎封固,文武火五炷香,降足冷定,开罐取底下降药,制过配用。

海内孤本灵药秘方

仙灵白雪饼

前制降药一两，熟滑石（水飞）二钱。

上二味，用山慈菇末，滚水打糊，和成小饼，量疮大小掐用。此二方立能去毒根，不致走散。

觉人按：滑石向无生熟之分，方中熟滑石可能是熟石膏之误。

天月闲来丹

（按：即五虎白降丹）

焰消六钱，白矾四钱，水银、食盐各二两，黑矾二两六钱。

上共为细末，研至水银不见星为度，结胎封固，文武火三炷香，降足取底下降药制过配用。

一 如遇杨梅结毒，可将此药用面糊丸，如麦米大，初服二丸，次三丸，又次四丸。每早晚热黄酒下，视牙龈肿烂即止，其疮痂自落神效。

回 生 丹

真蟾酥、血竭各二钱，制乳没、胡黄连各一钱，天月闲来丹六分，轻粉六分，麝香、朱砂、冰片各四分。

上共为细末，以生蟾酥为丸，如黍米大，每服一丸，葱白煎汤送下。发汗避风，如疮走，遍身发肿、昏迷不省者，仍用三丸研为末，葱白煎汤灌下，其肿立消，真起死回生之圣药也。

发背疔疮双蛾对口方

蟾酥一钱，雄黄、朱砂各四分，血竭、轻粉各六分，粉霜五分，冰片五分，乳香、没药、麝香各三分。

上共为细末，丸如菜子大，朱砂为衣，每服三丸。喉蛾舌上噙化，发寒用葱白好酒送下。

百毒疮阳物烂下可保重生方

红粉霜一两（按：红粉霜方见后），牛黄、钟乳粉各五钱。

上共为末，当阳物烂，加妇人初行经红布裈裆烧灰五分；如百毒烂者，用粉霜一两，加洗过皂（按：或许是裩布）布烧灰一两；如鼻烂者，加壮实人修下脚皮三钱，研细掺之，效难尽述。

梅花点舌丹
（此丹治上部初起恶毒）

朱砂、雄黄、乳香、没药、血竭、硼砂、葶苈各一钱，沉香、牛黄、蟾酥、白灵药、冰片各五分，麝香、珍珠、熊胆各三分。

上共研极细，酒和为丸，如莱菔子大。金箔为衣，烘干封固，加男胎乳尤炒。服用葱白酒送下三五丸，量毒之微甚加减取醉。

觉人按：梅花点舌丹之见于古方书者不一而足，是中医外科有效成方之一。其中药味组合带有小的出入，分量更无

247

海内孤本灵药秘方

论矣。兹将王洪绪《外科证治全生集》中之梅花点舌丹方转引如此,以资参证。

处方:制乳没、雄黄、熊胆、血竭、葶苈、沉香、硼砂、梅片各一钱,当门子、朱砂、犀牛黄各二钱,破大珍珠三钱。一方有琥珀,廖复阳师则加有梅花。

制法及用法:共为细末,另用蟾酥二钱,人乳汁化开,和匀捣融作500粒,为绿豆大,金箔为衣,蜡框收好。

用法:用时以一丸入葱白内打碎,陈酒送下,醉卧盖暖取汗,三个时辰毒消而愈,或敷亦可。若慢惊风及阴疽、阴虚口舌牙喉等症万不可用,孕妇忌服。

适应证:凡疔疮、脑疽、发背、红肿痈疖、一切无名肿毒初起及实火牙痛、喉痛、喉蛾、喉风、口舌诸疮、小儿急惊风等症均适用之,且有显著疗效。

觉人按:本方用法项中说明"若慢惊风及阴疽、阴虚口舌牙喉等症万不可用"是适当的,因方中阴性药物居多,故不适合于阴性疾患,阳性者则毫无顾忌。

十 宝 丹

(此丹配灵药治诸症详见后条)

牛黄五分,冰片三分五厘,归尾、阿魏各一钱,白芷、丁香、乳香、明雄黄各三钱,槐花一钱二分,没药二钱。

上为末,加后药五钱收贮备用。

太宝灭巢丹

(此丹是灵药)(按:与十宝丹合用)

汞一两五钱,火硝一两三钱,明矾、食盐各一两,硼砂三钱。

文武火三炷香升用。

打灵砒法

白砒四两，先用绿豆水、甘草水煮干。

上入罐封固，打火三炷香，取出，配前二料，米饮调丸，如绿豆大，每服五丸，日三服，随症引用。

觉人按：砒升炼后即成为氧化砒，配入前二丹中，乃合三方而为一方者。但在用时才随症加入，而不是升成之后即全部一次混合也。引药条中所说之"毒"，是指梅毒。

一　毒在腹者，用丹一钱五分，砒一分五厘，川芎、藁本、白芷、瓜蒌汤下。

一　毒在鼻者，丹二钱，砒一分五厘，花粉共丸，山栀、川芎煎汤下。

一　毒在耳者，丹、砒分量照前，花粉共丸，川芎、石菖蒲汤下。

一　毒在喉者，丹、砒分量照前，花粉五钱共丸，川芎汤下。

一　毒在背者，丹、砒分量照前，花粉五钱共丸，川芎、柴胡汤下。

一　毒在腰上下两胁者，丹四钱，重者五钱，砒二分半，牡蛎煅一钱，人参五分共丸，黄芪、牛膝、花粉煎汤热送下。

一　毒在腿者，丹五钱，砒二分半，花粉三钱，防己五钱，共丸，木瓜、牛膝、苡仁汤下。

一　毒在脚底者，丹六钱，砒三分半，花粉、沉香各五钱共丸，木瓜、牛膝汤下。

一　毒属下疳者，丹三钱，砒一分半，牛膝、猪苓汤下。

海内孤本灵药秘方

一 妇人并阴内上下年久，烂见骨者，手足不能伸屈，丹八钱，砒三分半，花椒三钱共丸，牛膝汤下。

一 阴囊作痒抓破流水不干者，丹四钱，砒一分半，地肤子、牛膝、苍术汤下。

一 鱼口，丹三钱，砒一分半，年膝、牙皂汤下。

一 筋骨疼痛，遍身红肿不能行走者，不论远近，丹八钱、砒二分半，牛膝、槐花汤下。

一 遍身作痒、水肿风疮为血热风，丹五钱，砒一分半，花粉五钱为丸，牛膝、川芎、款冬花汤下。

一 癣毒、痘毒者，丹五钱，砒一分半，花粉五钱共丸，牛膝、苦参汤下。

一 瘰疬穿烂、日久不愈者，丹六钱，砒二分半，旧琉璃底共丸，夏枯草、昆布、海藻、滑石、花粉、瓜蒌汤下。

一 湿痰流注、溃烂日久不愈者，丹五钱，砒二分半，川芎、白芷、牛膝汤下。

一 发背痈疽、疔疮肿毒者，丹三钱，砒一分，蟾酥二分共丸，川芎、白芷、穿山甲汤下。

一 毒在脑顶、烂见骨者，丹一钱五分，砒一分半，川芎、藁本汤下。

以上诸症须用活法，看人老幼、虚实、新久、轻重、浅深，重者不过一月，轻者不过半月收功。若虚者加入参、黄芪、白术、茯苓补之，如虚人服之必发寒热、喉痛、头眩，是药力所致，切勿疑忌，停一二日再服可也。切忌酒色、煎炒、五辛发味，服药先用五丸至七丸为止，日进三服，如黍米大。

觉人按：此处所说的灵药是由十宝丹、太宝灭巢丹合成的总称，原书引药末尾有"为黍米大"。而前砒升后，又说加前二料，如绿豆大，究竟以何为准？据我经验，如绿豆大服五丸似太重，如黍米大，服五七丸倒很合法。

柱下遗佩丹
（一名老君丹）

汞、食盐各一两，火硝、明矾、皂矾各二两。

上共研匀，结胎封固，升三炷香。一文二武冷定取出升药，配后群药用，如升药三钱，外加蜈蚣（酒炙）、全蝎（酒炙）、疆蚕（炒）、防风（晒）、荆芥（晒）、穿川甲（土炒）、三七（炙）、朱砂、雄黄、乳香、没药各一钱五分，合前药为丸，朱砂为衣，或花粉为衣，每日清晨空心服七厘，陈酒送下，重者土茯苓汤下。四十九日内，忌羊肉生冷等发物。如若口破，绿豆煎汤，常常漱口，停三两日再服，能治瘰疬未溃已溃、杨梅结毒、痈疽等恶疮。轻则十服，重则一月痊愈，验如桴鼓。

按：此方系由白降丹变为白升丹。内服易起口炎，使用时当注意。

海内孤本灵药秘方卷之下

蒲东师成子著
古歙方成培订
绍兴裘庆元刊
广安张觉人整理

神仙一剪梅

无为真人流传,乃济世之神方也。专治五经痰火,久咳气喘不正,吐血紫,痰红色,诸药不效,难疗之症。此药一进血自归经,三服见效,七服除根。

阳丹法

铅、汞、硼砂、明矾各一两,火硝二两。

上先将铅化开,入汞搅匀,冷定研碎,再入后三味研匀,入罐封固,打火三炷香,开取盏上灵药。

阴丹法

汞三两,硫黄八钱。

上共为末,入杓内炒硬,倾地下,候冷,取起再研,入罐封固,打火三炷香,取盏下药配用。

配法:阳丹二钱,阴丹八钱,再阴丹二钱,阳丹八钱,共配二两所用,入后药。

加 药 方

辰砂、胡黄连、青黛、绿豆粉、白糖各一两,沉香、海蛤粉、天竺黄、儿茶、冰片各三钱,熊胆、麝香、牛黄各五钱。

上共为细末,再用嫩滑石一两,磨浓汁调丸,如桐子大,每服三五粒,照后各经病症,用药煎汤送下。

一 心经受病,吐血成片,鲜红者是。用远志肉(甘草汤煮)、白茯苓(乳汁浸过)、石莲子、枣仁(炒研)、甘草煎汤送下五七丸。

一 肝经受病,吐血成紫檀色者是。用龙胆草(甘草煎煮过)、柴胡、炒白芍、青皮、甘草煎汤送下七丸。

一 脾经受病,吐痰稠黏不断,带血丝者是。用青皮、陈皮、白术(土炒)、甘草煎汤送下七丸。

一 肺经受病,吐痰黄白色,作血腥者是。用知母、贝母、杏仁(去皮尖)、桑白皮(蜜炙)、甘草煎汤送下七丸。

一 肾经受病,吐痰成块,如鱼冻者是。用知母(乳汁浸炒)、五味子、枸杞子、黄柏(盐水炒)、甘草煎汤送下五七丸。

以上诸方系山西超师、金陵佴先生二人所授。

实 宝 丹

(此者能治各症,配引药用)(按:实字当去掉)

乳香、没药、雄黄、丁香、朱砂、轻粉各一钱,当归、白芷、槐花各三钱。

上共为细末,听配灵药。如毒在上者加升麻,在下者加牛膝、木瓜，随症引用，内中加牛黄更妙。

灵 药 方

制白砒、制土硫各四两。

上共细末，入罐封固，打火四炷香，取盏上药如琥珀者佳。黄色不用，约有灵药六七钱，米糊为丸，重二三厘，遇病随引加减。

觉人按：原书此处有重复文字，是阴六贤散从肺经面赤喘促加黄芪条起，至回生散阴病顽、阳病痹处止，共计重复了358字，今特删去。

一　治毒气流入大肠、痔瘘久治不愈，并流注恶症，用灵药一分，加至三分，日二服，白汤或酒下。

一　杨梅结毒在头上者，宝丹一钱五分，重者三钱，灵药五厘，川芎、藁本各二钱，皂角一枚煎汤服。

一　结毒在面上者，宝丹一钱五分，灵药一分，川芎二分，土茯苓四两，煎汤食后服。

一　结毒在口鼻者，宝丹二钱，灵药一分，桂枝、川芎各二钱，土茯苓四两，煎汤食远服。

一　结毒在脚上及脚底者，宝丹一两，灵药三分，天花粉一两二钱，沉香五钱，共为细末，丸粟米大。日进三服，每次一钱，土茯苓汤空心下。

一　结毒在两耳者，宝丹一钱五分，重者二钱，灵药一分。天花粉一两，川芎三钱，共研细为丸。每服三分，土茯苓汤下。

一　结毒在两臂者，宝丹三钱，灵药五厘，柴胡、川芎、土茯苓汤下。

一　结毒腰胁者，宝丹四钱，灵药五厘。如重者宝丹用

海内孤本灵药秘方卷之下

五钱,灵药用一分;若烂臭甚者再加灵药一分。天花粉一两,杜仲、牛膝各三钱为丸。每服五分,土茯苓、皂角、小麦煎汤下,日三服。

一 结毒在两腿者,宝丹三钱,灵药一分,牛膝三钱,天花粉五钱,土茯苓四两,煎汤食前服。

一 结毒在小便上者,宝丹五钱,灵药二分,煅牡蛎一钱,白术一两,人参二钱,土茯苓三两。共为细末,蜜丸绿豆大,每服一钱。土茯苓四钱五分,牛膝三钱,花粉五钱,煎汤空心下。以上结毒诸症看人虚实,如虚者可量加入参、黄芪、白术煎汤补之。

一 治痈疽发背、毒烂不愈者,宝丹四钱,灵药一分,蟾酥三分为末,蜜丸莱菔子大,每服六七分,日三服,海藻、昆布、夏枯草煎汤下。

一 治痔疮,宝丹三钱,灵药一分,滑石一两为丸,每服三钱。牛膝一两,土茯苓三两,皂角一枚,煎汤空心服之。

一 治串疬不愈,宝丹六钱,灵药一分,天花粉、滑石各一两为末,米糊丸,如菜子大,每服五分,海藻、昆布、夏枯草煎汤,食后服,日三次。

一 治阴囊空烂,宝丹四钱,灵药一分,滑石一两,米糊为丸。牛膝三钱,茯苓四两,皂角一枚,煎汤,空心服。

一 治身肿红色、有风疮热疮者,宝丹三钱,灵药一分二厘,牛膝三钱,土茯苓四两,皂角一枚,煎汤,食远服。

一 治遍身筋骨疼痛、坐卧不安、行走不得。远年者宝丹五钱五分,灵药一分五厘,牛膝三钱,独活二两,土茯苓四两,共末为丸,如绿豆大,每服一钱,皂角煎汤。

一 治远年臁疮,宝丹五钱,灵药一分五厘,牛膝三钱,木瓜一两二钱,共为末,蜜丸,每服五分。土茯苓四两,皂角一枚,煎汤下,日三服。

海内孤本灵药秘方

一 咽喉肿毒,宝丹二钱,灵药一分,天花粉、桔梗、射干、山豆根各三钱为末,蜜丸,每服一钱,土茯苓二两煎汤送服,日三次。

一 治妇人玉门肿痛,或下膀胱、手足不能动。宝丹五钱,灵药一分五厘,滑石一两,牛膝三钱为末,米糊丸,每服一钱,土茯苓四两,皂角一枚煎汤下,日三服。

万 宝 丹

(专治膨膈等症)(按:亦名乾坤至宝丹)

水银、密陀僧、白矾(食盐炒)、火硝各一两,明雄黄五钱,朱砂黄五钱,滁州青瓷器打碎研细二两。

上先将水银、瓷末共研末不见星,次下陀僧再研,再下矾、盐、硝、雄、砂共研匀,入阳城罐内封口,升三炷香,取出灵药,二转之法,取灵药又加水银一两,研不见星,又下火硝、盐、矾各一两,明雄黄、朱砂各五钱研匀听用,再取出山铅四两,打薄剪碎,放阳城罐底,上再放药末在上,封固打三炷香,取灵药配后药用。配药法:每前药一钱用牛黄、狗宝各五分、珍珠、琥珀、直僵蚕(糯米炒)、全蝎(酒洗、去头足、糯米炒)、沉香、川贝母、硼砂、朱砂、雄黄、元明粉、木香、川连、吴茱萸(煮)、川芎、白芥子、莱菔子,以上各一钱,巴豆仁(甘草水煮去油)五分,麝香三分,牙皂八分(炒),金银箔各三十张,五倍子一枚,打一孔,入大黄末填满塞紧,入多年瓦便壶内,封口火煅,候冷,取五倍子、大黄为末,与前诸药相和匀,用小竹刮青,煎汁打糊为丸,莱菔子大,朱砂为衣。初服三分五厘,用雄鼠粪煎汤下,以后只用竹青煎汤微加姜汁服。

海内孤本灵药秘方卷之下

郁金至宝起危散拔死灵丹

专治五痨七伤、极重极危一切恶症。

青礞石、朱砂、雄精、明矾、磁石（醋淬三次）、南铅、北铅、雄黄各二两。

上八味，于五月五日，用阳城罐封固，升打五炷香，冷取灵药袋盛，埋东方净土内四十九日，取起另配后药。

配药法：沉香、木香、乳香、没药、郁金、熊胆、牛黄、诃子各一钱，狗宝、冰片各五分，乳细研匀，每灵药七厘配后药三厘，米糊成丸，金箔为衣。服时用蜜水化开，忌铁器。如服此药病愈后，稍觉火气者，用后煎方服之。

煎 药 方

黄芩、黄柏、知母、生地、白茯苓各一钱，甘草五分，栀子、陈皮各八分，白水煎空心服。

九 转 灵 丹

统治四时伤寒、中风痰喘、膈食、疟痢、痰嗽、男妇诸般病症，极其灵效。

灵砂、石菖蒲（一寸九节者佳）各一两，生矾九钱，制辰砂、制雄黄各五钱。

以上俱为细末，枣肉杵烂为丸，如粟米大，金箔为衣，阴干收固。此药能固精添髓，壮颜补虚，每服二十丸，枣汤下。老人服之，精神不损，百病不生，终无膈食之患及多尿溺，亦无遗精白浊、痨瘵盗汗等症。妇人服之无崩漏、赤白

257

海内孤本灵药秘方

带下之病。

按：本方又云，此丹服之百病皆除，欲求长生，终日安乐者，每晨空心枣汤下十丸。此真方士荒唐之误，不足信，培谓无病之人，断不可服也。（此按语为原书所注）

制 汞 法

先将硫黄入锅熔化，以益母草煎浓汁，投硫于其中七次，取硫，用出山北铅化开，投硫在内。此铅面上化开，遂取出，入益母草汁中数次，以硫不腥臭为度。去铅不用，只用硫黄，佐汞，炒成青砂头子（每汞十两用制硫二两五钱），炒毕入罐打火五炷香，取出听用。将取出灵砂，每两配制硫一钱，照前再炒打，至第七回灵砂每十两用制硫九钱，八回用八钱，九回用七钱，此九转之度也。（按：此是灵砂的又一制法。）

制 砂 法

每朱砂一两，用黄蜡五钱，同入锅内熬化，微火半炷香，复以武火熬蜡干。将纸点火放锅内，灼尽吹去蜡灰，取砂用，以砂紫色为度。

制 雄 黄 法

用防己数两煎汁，入明雄黄共煎干。

制 硫 黄 法

以前灵砂，制朱砂，用青布做二小袋、将二味分盛袋中，采宝剑金星草（生于松树上者，其形如剑，有明星故名）多煎汁，二袋悬胎煮至硫黄白色为度。

按：金星草能去硫毒，培意以黄山云雾草代之，功似更胜也。

小九转灵丹

前制灵砂、芦荟各一两，前制朱砂、洛阳花各五钱。

上共为细末，用小铜锅入蜜少许，候化开，上用盏盖之，蜜熟即丸，为绿豆大，金箔为衣，随症照后引下，立刻见效，万无一失。

一　男子遗精白浊，每清晨灯芯、莲肉汤下三丸。

一　小儿急惊，木香研细末，姜汁竹茹汤调匀化下三丸，以痰降为度。

一　小儿急慢惊，人参、白术、当归、陈胆星、半夏、竹沥煎汤，姜汁化下三丸。

一　老人中风，防风通圣散煎汤送下三丸，如类中风虚症独参汤下。

一　结胸，大小柴胡汤下三丸。

一　伤寒有汗者，桂枝汤下三丸。

一　阴证，附子、人参、肉桂、炮姜汤下三丸或五丸。

一　痰嗽，半夏茯苓汤下三丸。

一　痰喘，当归竹沥汤下三丸，虚喘者加人参。

一　脚气，防风、当归、木瓜、牛膝、羌活、秦艽汤下三丸。

一　麻木不仁，黄芪天麻汤下三丸。

一　诸般疼痛，乳香、没药汤下三丸。

一　黄疸，炒山栀、茵陈汤下三丸。

海内孤本灵药秘方

一　诸虫积，桃仁、楝树根煎汤下三丸。楝树根要掘向南者佳，朝北者不可用，能伤人。

一　耳病耳聋耳痛，黄柏、生地、石菖蒲汤下三丸。

一　口破及痛烂等症，山豆根、黄芩、地骨皮汤下三丸。

一　三焦烦热作渴，人参、白术、麦冬、知母汤下三丸。

一　赤淋白带，二陈汤下三丸。

一　诸般肿毒，人参麝香汤下三丸（按：肿毒实症似不宜服此丹，若阴毒不红肿、不知痛者则可用）。

一　癫症，蜈蚣、乳香、没药汤下三丸。

一　痢疾，好陈酒送下三丸。

一　疟疾，生姜汤送下三丸。

一　中风不语、握拳咬牙、闭目不省人事者，人参、黄芪、白术、附子各五分，川乌四分，甘草少许，竹沥、姜汁三匙，大枣二枚煎汤灌之，俟苏醒后，再用竹沥姜汁汤下三丸。

一　中风不醒，服前药后更进三丸，再用顺气散数剂，相其虚实调理即愈。

钓疬丹

治瘰未溃、内中有实核者。

食盐、明矾、火硝各一两，汞五钱，皂矾（春夏二钱，秋二钱三分，冬二钱五分）。

上称准入罐结胎、炉内熏蒸三炷香，然后加火升二炷香，冷定，取盏底药，黄米饭研丸，粟米大，阴干收固，临用不拘何膏药，以一丸贴之。天寒五日一换，暑天三日一换，内核自然脱出，后即将七仙丹（注：处方见后）轻轻拂之，然后以生肌散一两加七宝丹一钱五分和匀，每用些须掺上以膏药贴之，渐之生肌自满。

钓疬退管生肌丹
（此丹专取疬子）

火硝、食盐、明矾、汞各三钱，皂矾五分，硇砂、金顶砒各一钱。

上共乳细入罐封固，升取灵药，蜜丸绿豆大，不拘何膏药护之，管核即从此出。破烂者加蟾酥少许可不痛，连生四五个者，不必俱贴，只贴一个，众疬即从此出，出尽上生肌散、七仙丹愈。

痔瘘退管生肌丹
（此丹治痔瘘）

铅一斤，石黄四两，硫黄一两，汞二两，朱砂三两。

上入罐封固升打，文武火各三炷香，开取灵药，枣肉为丸，每服六厘，空心土茯苓汤下，忌煎炒。

又　方

元精石一钱五分，朱砂、明雄黄、胆矾各三钱，枯矾八钱，硫黄四钱，汞、石黄各五钱。

上八味共研不见星，入罐封固，水盏打火五炷香，三文二武，开取灵药，配后末药用。

末　药　方

番木鳖（去皮，香油炒黄脆）、冰片、蜣螂、龟板各二

海内孤本灵药秘方

钱,川黄连、珍珠(带过油旧者,豆腐煮用)、全蝎(去足酒洗)、象牙各三钱,人牙(煅存性)、穿山甲(炒)各一钱六分,蜈蚣(去头足)三条。

以上依制,共研极细,入前灵药(按:是指退管生肌丹)二钱四分再乳匀,外用上好净黄蜡八两,入皮碗坐竹筒上,置锅内隔水炖至蜡化,将药陆续投入,象箸搅匀,丸如枣核大,每颗约重三分为则。看症轻重,少则一粒,多则五粒,空心黄酒下。忌房事、煎炒、炙烤之物,先以地榆、苦参煎汤,熏洗数日,然后服药,其疮将愈,以轻粉、药珠为末掺之。

荔奴丹

此丹专治杨梅结毒,并治大麻风,神效。

人言三分,水银三钱,火硝、皂矾、白矾各六钱,雄黄一钱,铜绿五分,食盐一两二钱。

上为细末,研不见星,用银罐七八个,将药分贮罐内,约有三四分深,放风炉上,文火熔化结胎。先要将罐口磨平,俱覆于铜盆上,外用水一大盆,坐铜盆于上,加炭火勿露罐,先文后武,一炷香即退火取药。当时饭研为丸,如黍米大,每服一丸或二丸,龙眼肉包住,外加豆腐皮裹之,盐汤吞下。饿一日,药行遍身,方可饮食,此方不损元气,并治大麻风如神。服药后大便要在空地深坑之处,以厚土掩之,勿令毒气传人。

一点消神方

(按:与梁家点痣药同一意义)

统治一切大小疮毒初起,百发百中。
盐、矾、硝、皂、汞各四两,砒四钱。

上共研不见星入罐，微火结胎，用木棍筑实，冷定覆于碗上。碗底放水盆一个，砖一块，放碗罐于砖上，加水至碗底八分，另以大砖隔住。砌百眼炉，上火下水，看火到底，即退火，冷定取药收固。治毒时以米醋少许，灯草蘸患处，毒小可点二三点，起出一二个白泡即消；毒大者多点几点，或多点几次，亦无不消。如遇顽阴之毒，服夺命丹一服，点之亦无不收功。

七仙丹

一名七宝丹，专治疬，去腐肉，配生肌散用。

盐、矾、硝、汞、皂矾各一两，鹅管石、朱砂各三钱。

上共研细末，入罐封固，升三炷香，冷定取药用。

生肌散

此药生肌、退管，配灵药用，每一两配七仙丹一钱五分和匀，每用些须掺上，膏掩，渐自生肌。

乳香、没药、儿茶、轻粉、赤石脂、龙骨、白蜡、朱砂、海螵蛸、川贝母、自然铜（煅）各等分。

上共研细如面，装用，遇溃烂者先以米泔水洗净，然后将此药轻轻拂上，膏药贴之。久患成瘘者，以膏药捻成条子，蘸此散插入瘘处。功能退管生肌，如毒重不效者，须用前钓疬丹，钓去垒块之后，方可用此收功。

红粉霜丹

火硝、枯矾、硼砂、水银、皂矾煅各一两。

上共为细末，入罐内烧酒拌匀，炒至黄色，再入朱砂五

海内孤本灵药秘方

钱,雄黄三钱,封口打火,文武三炷香,约有灵药一两,配朱砂一两,乳匀,用绢包好,体带一月,再入瓶收固,每服五厘,不可多用,车前子煎汤下。此药能治大人小儿,一切风痰,诸药不效者,此丹入口,有回生之功。

以上诸方系陕西杨先生所授。

痔瘘大灵药

鹅管石三钱,明矾、雌黄、雄黄、铅矿石、倭硫黄、出山黑铅(熔倾地上,打如纸薄,切作细丝)各五钱,辰朱砂一两,青盐、青礞石、芸香(取黑色者用)各二钱。

上共为细末,用大阳城罐一个,先护好,盛药封固上火,约香一炷,再以熟石膏周身护到,文武火共五炷香,取灵药收贮。每服三厘,加后润肠散七分和匀,枣肉或米饭为丸,豆腐皮裹服,空心白滚汤或陈火酒送下。

润 肠 散

朴硝一斤(童便两碗拌,入锅内炒干),雄猪大肠头尺许(晾取半干)。

上将硝研末入肠内,不拘多少,以塞完为度,两头线扎紧,略晒片时,入锅内炒焦黄色,研为细末配前灵药服,外以纸捻蘸药拌入管中。

三山拱岳丹

(此丹退管去恶生新)

火硝一两六钱,水银、明矾各一两。

上共研入锅,碗盖泥封,升一炷香取药收用,化管用新米饭打条插患处。

退管丸

露蜂房十个，鳖一个（重十二两煅）、野猪尾、茧蜕、人指甲、凤凰衣、蝉蜕各四两，牛黄三钱。

上药除牛黄俱要酒洗，各煅成末，面糊为丸，每服三钱，空心酒下，量人虚实用。

鸿濛交盼丹
（专治杨梅结毒神效）

火硝二两五钱，食盐、明矾、皂矾各二两，水银一两，硼砂三钱，雄黄一钱，朱砂一钱。

上先将明矾打豆大，入阳城罐内，后以诸药为末，入内封固，炭火渐加，不过半罐而止。升三炷香，冷定取药，色白者佳，每药五分，配槐花炒末四钱，米糊丸，匀作四十服，土茯苓汤下，忌茶醋发味。

橘井流芳丹
（此丹专去瘀肉）

盐一两，矾、硝、皂、汞各二两。

上共为末，结胎入银罐内，覆瓦钵中，棉纸固济，外用细干黄土打碎，盖寸许，露银罐底，加炭烧三炷香，取起听用，有烂肉之功。

海内孤本灵药秘方

二转杏林丹

水银、火硝、白矾、皂矾、食盐各一两。

上共研入罐升打三香，取药加入明雄、朱砂、硫黄各五钱，硼砂三钱，硇砂一钱，研匀入罐再打五炷香，取药配入乳香、没药、儿茶、血竭各一钱，麝香一分五厘，枣肉为丸，绿豆大，收固用。

凡痔瘘服十丸，小儿痞块服三丸，肿毒杨梅服五丸，俱黄酒下。如搽一切疮毒，取药一两，入草乌末一钱，猪胆汁调搽，或鹅胆亦可。

按：此方与前一点消方基本相同，未加砒，且经过三打，亦较安全。不过中九丸之三打灵药是经过三打，更为妥当。

黄 灵 药
（此生肌长肉仙方也）

铅九钱，汞、雄黄各一两，火硝三两，枯矾二两，朱砂四钱。

上先将铅化开，同诸味为末，入罐封固，升打三炷香，擦盏，火足冷定取药，每药一钱加乳香、没药、海螵蛸（水煮）、珍珠各五分，血竭、象皮（煅）各四分，儿茶三钱，轻粉、赤石脂、煅龙骨各三分，黄柏、文蛤壳（煅）各二分，甘草六分，冰片五厘，麝香二厘共为细末，乳匀收固听用。

万应灵丹

（此丹初起拔毒甚妙）

青盐、水银各五钱，皂矾一两，铅二钱五分，火硝一两二钱五分，白矾一两五钱，硼砂、白砒、雄黄一钱五分。

先将铅化开，入水银和匀，待冷，同各味研细末，用磁罐一个，将生姜遍擦罐外，火烘，又擦八九次为度，将药三分之一入罐，火上炖热滚，候干枯些又加上（药），照此炖法，候干枯、色红为度。将罐口覆在瓷盆内，盐泥封固，罐口周围，用灰堆齐罐底，于罐底上放炭火四五块，待一炷香尽，又去灰，火随移下些，三炷香尽，去些灰，将炭火移下些，候一炷香为止，取灵药收用，其药雪白者佳。炼时罐盆外须放砧搁水浸着，药方下降。

一　治疗疮，用银针刺一孔，醋调灵丹三四毫点上，外用膏药贴之，一夜全消。对口诸毒，俱照此法，初起一二日，日上药三次。

一　遇发背痈疽、根盘大者，用灵丹二分，贝母末一钱，细茶卤半杯调匀，新笔蘸药，从外根扫圈至内，以药尽为度，过一二时，根盘上火热疼痛，即将冷水洗去，另用膏药贴之。过一夜揭看，有一毛孔即有一黄泡，用银针逐一挑去黄水，即愈。

云和化育丹

（此丹生肌）

火硝二两，密陀僧、枯矾、水银各一两。

上先将硝、陀、矾为末和匀放粗磁碗内，中按一窟，以

海内孤本灵药秘方

水银放窟中,用小碗盖上,盐泥封固,碗底上放水湿草纸一团,将砖压纸上,再以大铁钉三颗,架搁粗碗,外造百眼炉打火,以湿纸焦枯为度,开取灵药,用甘草汤浸过,再晒干收用。

五 灵 散

胆矾、朱砂、雄黄、明矾、磁石、水银各一两,或加硝一两更佳。

上共研匀,入罐封固,打火三香,开取灵药听用。此药能治一切肿毒,去瘀生新,其效如神,或加入外科诸药中用之亦炒。

千金百雪丹

汞、盐各二两,硝五两,明矾六两,皂矾四两,黑铅一两,白砒、雄黄各六钱,硇砂(研末)、硼砂(炒末)各一钱。

上先将黑铅化开,入汞研碎,再将盐、矾、硝、皂入锅炒六分干,铅、汞、硼、硇、砒、雄共研不见星,装入罐内筑实,降三炷香为度,取出灵药,每两配入真蟾酥一钱,乳匀收固,每用少许,点毒顶上,未成者立即消散,已成者即起头追脓而愈,如治瘘,用麻黄煎膏做条子插入管内。

灵 饼 子

水银、青盐各一两,铅五钱,雄黄、金顶砒、硼砂、朱砂各三钱,硝二两五钱,皂矾二两五钱,明矾三两。

上共为细末，入罐封固，打火三炷香，冷取灵药，每灵药七分，配蜗牛壳（煅末）二分，再以面一分为糊，做成小饼，用膏药盖贴，提毒如神。

炼金顶砒生

白砒二两，铅八两或一斤更炒。

先将铅入罐内，炭火煅化，再投砒于铅之上，炼至烟尽为度，取起冷定打开，金顶砒结在铅面上，取下听用。烟起时宜远避之。